Dr. Kristina Risse

Schreieigenschaften SGA-Neugeborener in den ersten beiden Lebenswochen

Dr. Kristina Risse

Schreieigenschaften SGA-Neugeborener in den ersten beiden Lebenswochen

Wie intrauterine Wachstumsretardierung die Melodie-Entwicklung der vorsprachlichen Lautproduktion beeinflusst

Südwestdeutscher Verlag für Hochschulschriften

Impressum/Imprint (nur für Deutschland/only for Germany)
Bibliografische Information der Deutschen Nationalbibliothek: Die Deutsche Nationalbibliothek verzeichnet diese Publikation in der Deutschen Nationalbibliografie; detaillierte bibliografische Daten sind im Internet über http://dnb.d-nb.de abrufbar.
Alle in diesem Buch genannten Marken und Produktnamen unterliegen warenzeichen-, marken- oder patentrechtlichem Schutz bzw. sind Warenzeichen oder eingetragene Warenzeichen der jeweiligen Inhaber. Die Wiedergabe von Marken, Produktnamen, Gebrauchsnamen, Handelsnamen, Warenbezeichnungen u.s.w. in diesem Werk berechtigt auch ohne besondere Kennzeichnung nicht zu der Annahme, dass solche Namen im Sinne der Warenzeichen- und Markenschutzgesetzgebung als frei zu betrachten wären und daher von jedermann benutzt werden dürften.

Verlag: Südwestdeutscher Verlag für Hochschulschriften GmbH & Co. KG
Dudweiler Landstr. 99, 66123 Saarbrücken, Deutschland
Telefon +49 681 37 20 271-1, Telefax +49 681 37 20 271-0
Email: info@svh-verlag.de

Zugl.: Würzburg, Julius-Maximilians-Universität, Dissertation, 2011

Herstellung in Deutschland:
Schaltungsdienst Lange o.H.G., Berlin
Books on Demand GmbH, Norderstedt
Reha GmbH, Saarbrücken
Amazon Distribution GmbH, Leipzig
ISBN: 978-3-8381-2842-9

Imprint (only for USA, GB)
Bibliographic information published by the Deutsche Nationalbibliothek: The Deutsche Nationalbibliothek lists this publication in the Deutsche Nationalbibliografie; detailed bibliographic data are available in the Internet at http://dnb.d-nb.de.
Any brand names and product names mentioned in this book are subject to trademark, brand or patent protection and are trademarks or registered trademarks of their respective holders. The use of brand names, product names, common names, trade names, product descriptions etc. even without a particular marking in this works is in no way to be construed to mean that such names may be regarded as unrestricted in respect of trademark and brand protection legislation and could thus be used by anyone.

Publisher: Südwestdeutscher Verlag für Hochschulschriften GmbH & Co. KG
Dudweiler Landstr. 99, 66123 Saarbrücken, Germany
Phone +49 681 37 20 271-1, Fax +49 681 37 20 271-0
Email: info@svh-verlag.de

Printed in the U.S.A.
Printed in the U.K. by (see last page)
ISBN: 978-3-8381-2842-9

Copyright © 2011 by the author and Südwestdeutscher Verlag für Hochschulschriften GmbH & Co. KG and licensors
All rights reserved. Saarbrücken 2011

Verzeichnisse

Inhaltsverzeichnis

Abbildungsverzeichnis..III

Tabellenverzeichnis..VI

Abkürzungsverzeichnis...IX

1 Einleitung 1
2 Material & Methoden 16
   2.1 Definition „SGA" und Charakterisierung der SGA-Probanden............ 16
   2.2 Studiendesign 19
   2.3 Datenerhebung 30
      2.3.1 Untersuchungstechniken, Meßmethoden 30
      2.3.2 Aufnahmezeiten 31
   Datenanalyse... 33
      2.3.3 Auswerteroutinen 33
      2.3.4 Strukturanalyse 36
      2.3.5 Statistische Analyse 44
3 Ergebnisse 45
   3.1 Untersuchung der mittleren Grundfrequenz F_0................. 45
   3.2 Untersuchung von Parametern der zeitlichen Organisation der Lautproduktion 47
      3.2.1 Strukturtyp EB: Länge des Melodiebogens (Schreilänge)........... 48
      3.2.2 Strukturtyp 2B: Gesamtlänge beider Melodiebögen (Schreilänge) 50
      3.2.3 Gesamtlänge von Schreien mit komplexer Melodiestruktur 54

Verzeichnisse

3.3 Untersuchung der Auftrittshäufigkeit der einzelnen Strukturtypen 56

    3.3.1 SGA-Neugeborene: Vergleich der Schreistruktur am 1.-3., 4.-5. und 6.-14. Lebenstag 57

    3.3.2 Vergleich der Melodieentwicklung zwischen SGA- und AGA-Neugeborenen 59

    3.3.3 Untersuchung des MCI 63

    3.3.4 Zusammenhang von Klinikverweildauer und Schreistruktur – Vergleich SGA-2-Gruppe mit SGA-3-Gruppe 67

    3.3.5 Geschlechtsspezifischer Vergleich der Schreistruktur von SGA- und AGA-Gruppe am 1.-3., 4.-5. und 6.-14. Lebenstag 72

4 Diskussion 79

    4.1 Besonderheiten in der Entwicklung SGA-Neugeborener 79

    4.2 Analyse der mittleren Grundfrequenz F_0 82

    4.3 Aspekte der zeitlichen Organisation der Lautproduktion 88

    4.4 Komplexizitäts- und Strukturanalyse 91

5 Zusammenfassung 100

6 Literaturverzeichnis 105

    Danksagung

    Lebenslauf

Verzeichnisse

Abbildungsverzeichnis

Abbildung 1: Klassifikation Neugeborener nach Schwangerschaftsdauer und Geburtsgewicht 18

Abbildung 2: Perzentilkurve Geburtsgewicht Jungen 25

Abbildung 3: Perzentilkurve Geburtsgewicht Mädchen 26

Abbildung 4: Analyseschritte der Schreiauswertung 33

Abbildung 5: Schmalband-Spektrogramm eines Säuglingslautes 35

Abbildung 6: Schmalband-Spektrogramm mit Beispiel für die Strukturkategorie 4B 38

Abbildung 7: Schmalband-Spektrogramm mit Beispiel für die Strukturkategorie 1B mit Anlaut 39

Abbildung 8: Schmalband-Spektrogramm mit Beispiel einer Melodie der Strukturkategorie „Komplexe Segmentierung" und nachfolgender Inspiration 40

Abbildung 9: Schmalband-Spektrogramm mit Beispiel für das Strukturelement „Shift" 42

Abbildung 10: Schmalband-Spektrogramm mit Beispiel für das Strukturelement „Subharmonische" 43

Abbildung 11: Mittlere Melodiebogenlänge in EB-Strukturen aller drei Aufnahmetermine 50

Abbildung 12: Mittlere Gesamtlänge der 2B-Strukturen in SGA- und AGA-Gruppe über den gesamten Aufnahmezeitraum 53

Verzeichnisse

Abbildung 13: Mittlere Gesamtlänge der Schreie mit komplexer Melodiestruktur in SGA- und AGA-Gruppe über den gesamten Aufnahmezeitraum 56

Abbildung 14: SGA-Neugeborene – Entwicklung der Melodiestruktur im Zeitraum der 3 Aufnahmetermine... 58

Abbildung 15: Relative Häufigkeit einfacher und komplexer Melodiestrukturen am 1. – 3. Lebenstag 61

Abbildung 16: Relative Häufigkeit einfacher und komplexer Melodiestrukturen am 4. – 5. Lebenstag 61

Abbildung 17: Relative Häufigkeit einfacher und komplexer Melodiestrukturen am 6. – 14. Lebenstag 62

Abbildung 18: MCI der gesamten SGA-Gruppe am ersten und zweiten Aufnahmetermin mit Referenzwerten der AGA-Gruppe 66

Abbildung 19: Melodiestruktur der SGA-3-Gruppe am 1.-3. Lebenstag im Vergleich zur SGA-2-Gruppe 71

Abbildung 20: Melodiestruktur der SGA-3-Gruppe am 4.-5. Lebenstag im Vergleich zur SGA-2-Gruppe 71

Abbildung 21: Melodiestruktur der Mädchen am 1.-3. Lebenstag 74

Abbildung 22: Melodiestruktur der Mädchen am 4.-5. Lebenstag 75

Abbildung 23: Melodiestruktur der Mädchen am 6.-14. Lebenstag 75

Abbildung 24: Melodiestruktur der Jungen am 1.-3. Lebenstag 76

Abbildung 25: Melodiestruktur der Jungen am 4.-5. Lebenstag 76

Abbildung 26: Melodiestruktur der SGA-Jungen im Vergleich mit den SGA-3-
Mädchen am 1.-3. Lebenstag.. 77

Abbildung 27: Melodiestruktur der SGA-Jungen im Vergleich mit den SGA-3-
Mädchen am 4.-5. Lebenstag.. 77

Abbildung 28: Melodiestruktur der SGA-Jungen im Vergleich mit den SGA-2-
Mädchen am 1.-3. Lebenstag.. 78

Abbildung 29: Melodiestruktur der SGA-Jungen im Vergleich mit den SGA-2-
Mädchen am 4.-5. Lebenstag.. 78

Verzeichnisse

Tabellenverzeichnis

Tabelle 1: Mit einer erhöhten Inzidenz von SGA-Geburten verbundene Faktoren 6

Tabelle 2: Auswahlkriterien für Probanden 21

Tabelle 3: Auswahlkriterien für Kontrollgruppe 22

Tabelle 4: Probanden 23

Tabelle 5: Zwillingskinder mit Gewichtseinordnung in Zwillings- und in Einlingsperzentile 24

Tabelle 6: Klinische Daten und Befunde 28

Tabelle 7: Körpergröße und –gewicht der Mütter 29

Tabelle 8: BMI der Mütter 30

Tabelle 9: Zeitplanschema der Lautaufnahmen 32

Tabelle 10: Alter, Gewicht und Anzahl der Schreie zu den Aufnahmezeitpunkten 32

Tabelle 11: Analysierte spektrale und melodische Strukturmerkmale 36

Tabelle 12: Zusammenstellung der Strukturelemente 38

Tabelle 13: Mittlere Grundfrequenz F_0 am 1. – 3. Lebenstag 46

Tabelle 14: Mittlere Grundfrequenz F_0 am 4. – 5. Lebenstag 47

Verzeichnisse

Tabelle 15: Mittlere Grundfrequenz F_0 am 6. – 14. Lebenstag 47

Tabelle 16: Länge des Melodiebogens in EB-Strukturen der gesamten SGA- und der SGA-3-Gruppe in den einzelnen Altersbereichen 49

Tabelle 17: Länge des Melodiebogens in EB-Strukturen der SGA- und der AGA-Gruppe nach Mittelung der Werte für gesamten Aufnahmezeitraum 49

Tabelle 18: Mittlere Länge der Melodiebögen in 2B-Strukturen der gesamten SGA- und der SGA-3-Gruppe in den einzelnen Altersbereichen 52

Tabelle 19: Mittlere Gesamtlänge 2B-Strukturen der SGA- und AGA-Gruppe nach Mittelung der Werte über gesamten Aufnahmezeitraum 53

Tabelle 20: Gesamtlänge der komplexen Strukturen der gesamten SGA- und SGA-3-Gruppe in den einzelnen Altersbereichen 55

Tabelle 21: Gesamtlänge der komplexen Strukturen der SGA- und AGA-Gruppe mit Mittelung der Werte für gesamten Aufnahmezeitraum 55

Tabelle 22: SGA-Neugeborene – Relative Auftrittshäufigkeit auffälliger Inspirationslaute, Subharmonischer und dysphonischer Elemente 59

Tabelle 23: AGA-Kontrollgruppe – Relative Auftrittshäufigkeit auffälliger Inspirationslaute, Subharmonischer und dysphonischer Elemente 62

Tabelle 24: MCI-Werte am 1. – 3. Lebenstag in SGA-/SGA-3- und AGA-Gruppe 63

Tabelle 25: MCI-Werte am 4. – 5. Lebenstag in SGA-/SGA-3- und AGA-Gruppe 64

Tabelle 26: MCI-Werte am 6. – 14. Lebenstag in SGA-3- und AGA-Gruppe ... 64

Tabelle 27: SGA-3-Gruppe mit klinischen Daten 68

Tabelle 28: SGA-2-Gruppe mit klinischen Daten 69

Abkürzungsverzeichnis

AGA	Appropriate for gestational age
APGAR	Activity/ Pulse/ Grimace/ Appearance/ Respiration
CDAP	Cry-Data-Analysis-Program
dB	Dezibel
ELBW	Extremely low birth weight
ERP	Ereigniskorrelierte hirnphysiologische Messungen
F_0	Mittlere Grundfrequenz
GG	Geburtsgewicht
Hz	Hertz
IGF	Insulin-like Growth Factor
IGFBP	Insulin-like Growth Factor Bindungsprotein
IUGR	Intrauterine Growth Retardation
LBW	Low birth weight
LGA	Large for gestational age
SGA	Small for gestational age
STH	Wachstumshormon
vSSW	Vollendete Schwangerschaftswoche
VLBW	Very low birth weight
ZVES	Zentrum für vorsprachliche Entwicklung und Entwicklungsstörungen der Poliklinik für Kieferorthopädie der Universität Würzburg

Verzeichnisse

1 Einleitung

Auf seinem Weg zur Sprache im engeren Sinne, also bis zur Erzeugung erster Wörter und Sätze, hat der Säugling diverse Entwicklungsschritte zu durchlaufen. Bereits intrauterin erfolgen erste sprachrelevante Entwicklungen, indem die melodischen Eigenschaften der Muttersprache und die prosodischen Besonderheiten der mütterlichen Stimme erlernt werden (Zimmer et al. 1993, De Casper et al. 1994, Scherjon et al. 1996, Groß et al. 1999, Bornstein et al. 2002, Kisilevsky et al. 2003, Kisilevsky und Davies 2007, Mampe et al. 2009). Dadurch sind Neugeborene in der Lage, die mütterliche Stimme von Stimmen anderer Personen zu unterscheiden (Floccia et al. 2000) und ihre Muttersprache zu „erkennen" (Mampe et al. 2009, siehe unten). Voraussetzung für diese intrauterine Entwicklung ist ein funktionsfähiges auditives Verarbeitungssystem, dessen Grundstein bereits in der Embryonalperiode mit dem Beginn der Entwicklung des Innenohres und korrespondierender neurophysiologischer Mechanismen gelegt wird (Rubel und Fritzch 2002, Moore 2002). Im weiteren Verlauf der Schwangerschaft kommt es zu einer zunehmenden Ausreifung des auditiven Kortex (Cant 1998) mit Beginn der axonalen Myelinisierung ab einem Gestationsalter von 26-28 vollendeten Schwangerschaftswochen (Moore 2002). Bei gesunden, gut gediehenen Feten mit einem komplikationslosen Schwangerschaftsverlauf sind ab 29 vollendeten Schwangerschaftswochen zuverlässige auditive Wahrnehmungsleistungen zu erwarten (Kisilevsky et al. 2000). Man weiß inzwischen, dass der menschliche Fetus eine spezifische Sensitivität für Melodie und Rhythmus besitzt. Auf der Basis melodisch-rhythmischer Eigenschaften erkennt er auch nach der Geburt als Neugeborenes seine „Muttersprache"(Mampe et al. 2009).

Während sprachrelevante intrauterine Vorgänge auf die Lautperzeption beschränkt sind, beginnt unmittelbar postnatal auch die Entwicklung der

Einleitung

vorsprachlichen Lautproduktion. Auch hier kommt der Melodie eine Bedeutung zu. Man findet zunächst charakteristische, aber strukturell noch einfache Melodiemuster in den Weinlauten (u. a. Mende et al. 1990, Wermke et al. 1996, Wermke 2002, Wermke und Mende 2009). Alte Ansichten, dass es sich bei den Säuglingsschreien um fixierte, reflexartige Laute handele, die keine sprachrelevanten Entwicklungen zeigen würden, sind mittlerweile überholt. Bereits die frühesten postnatalen Lautäußerungen in Form der Säuglingsschreie reflektieren Trainingsprozesse der Umsetzung eines genetisch festgelegten Entwicklungsprogramms (Wermke 2002). Dieses Programm beinhaltet u. a. die Entwicklung der Melodiemuster in Schreien von zunächst einfachen, steigend-fallenden Melodiebögen zu komplexen Melodien, die aus mehreren solcher einfachen Bögen zusammengesetzt sind. Auf diese Weise werden Grundbausteine für die spätere Beherrschung der zielsprachlichen Prosodie entwickelt, also der für die Muttersprache typischen Intonationsmuster und Rhythmen. Dadurch entsteht ein direkter Zusammenhang zwischen der Fähigkeit komplexe Melodien im Säuglingsschrei zu erzeugen und bestimmten späteren Leistungen in der Sprachproduktion (Wermke und Mende 1992, Wermke 2004, Wermke et al. 2007). Damit sich das genetische Programm adäquat entfalten kann, sind vor allem normgerechte zerebrale und senso-motorische Reifungsprozesse unverzichtbar (Ludlow 2005). Sowohl die Sprachproduktion als auch die vorsprachliche Lauterzeugung sind von funktionsfähigen, hochkomplexen und aus verschiedenen subkortikalen und kortikalen Strukturen und Mechanismen bestehenden Kontrollapparat abhängig (LaGasse et al. 2005, Newman 2007). Dass das genetisch festgelegte, vorsprachliche Entwicklungsprogramm allerdings für Lernprozesse offen ist, belegen ganz aktuelle Befunde: So konnten Mampe et al. (2009) erstmalig zeigen, dass französische und deutsche Neugeborene die typische Melodiekontur ihrer Muttersprache in ihren Schreilauten präferieren.

Aufgrund der hohen Geschwindigkeit und der Komplexität der zu regelnden Mechanismen bei der Lauterzeugung sind neuro-physiologische Dysfunktionen

Einleitung

nur bedingt kompensierbar und werden somit unmittelbar in den Lauten reflektiert.

So verändert sich bei ZNS-Affektionen z. B. die mittlere Grundfrequenz F_0 von Säuglingslauten (Karelitz und Fisichelli 1962, Michelsson et al. 1982, Lester et al. 1985, Lester 1987, LaGasse et al. 2005, Stevens et al. 2007). In den meisten Fällen findet sich dabei eine Erhöhung der Grundfrequenz, wie Studien mit an Meningitis, Hydrocephalus oder Z. n. Asphyxie leidenden Neugeborenen gezeigt haben (Wasz-Höckert et al. 1968, Michelsson 1971, Michelsson et al. 1977, Michelsson et al. 1984). Auch andere medizinische Risikofaktoren können zu einer F_0–Erhöhung der Neugeborenenlaute führen, wie z. B. Hyperbilirubinämie (Koivisto et al. 1970, Wasz-Höckert et al. 1971, Lester und Boukydis 1985), pränatale Drogenexposition (Corwin et al. 1987, Lester et al. 1991, Lester et al. 2002, Nugent et al. 1996) und Hypoglykämie (Koivisto et al. 1974). Bei Vorliegen einer Hypothyreose ist die Grundfrequenz dagegen im Vergleich zu Lauten gesunder Neugeborener verringert (Lester und Boukydis 1985).

Neben Grundfrequenzveränderungen sind bei einigen dieser pathologischen Konditionen außerdem geringere Amplituden der Schrei-Melodiebögen und insgesamt weniger Lautäußerungen des Säuglings beschrieben (La Gasse et al. 2005).

Neben Frequenzveränderungen kann auch die Dauer eines einzelnen Schreilautes von bestimmten Faktoren beeinflusst werden. So wird für Neugeborene mit einem Geburtsgewicht < 2500 g (Michelsson 1971) sowie für Neugeborene mit pränataler Kokainexposition (Lester et al. 1991) eine verlängerte Schreidauer beschrieben, während man bei Vorliegen einer Hyperbilirubinämie eine vorkurze Schreidauer beobachtet hat (Koivisto et al. 1970, Wasz-Höckert et al. 1971).

Sind Neugeborene starkem Stress ausgesetzt oder neurologisch beeinträchtigt, kommt es in den Schreilauten zum Auftreten so genannter dysphonischer (stimmloser) Elemente oder zu instabilen Melodieverläufen mit starken

Einleitung

Variationen der Grundfrequenz (siehe Kap. 2.3.4). Dies ist beispielsweise bei Neugeborenen mit Hyperbilirubinämie und bei Neugeborenen nach pränataler Opiat-, Kokain-, Alkohol- oder Marihuana-Exposition beobachtet worden (Koivisto et al. 1970, Wasz-Höckert et al. 1971, Corwin et al. 1987, Lester und Dreher 1989, Lester et al. 1991, Nugent et al. 1996, Lester et al. 2002).

Ein Teil der Arbeiten über das Schreiverhalten (Michelsson 1971, Michelsson et al. 1984, Lester und Boukydis 1985, Corwin et al. 1992) widmete sich auch der Untersuchung von Frühgeborenen, deren organische Unreife prädisponierend für u. a. neurologische Folgeschäden wirkt (Speer und Gahr 2005). Die durch die Unreife hervorgerufenen neurophysiologischen Veränderungen spiegeln sich neben klinischen Befunden auch in bestimmten Schreimerkmalen wider. Die Schreilaute Frühgeborener sind durch eine erhöhte Grundfrequenz mit instabilem Melodieverlauf sowie durch die verminderte durchschnittliche Länge eines einzelnen Schreis charakterisiert (Michelsson 1971, Michelsson et al. 1984, Michelsson und Michelsson 1999, Lester 1987, LaGasse et al. 2005, Rautava et al. 2007). Der Begriff „frühgeboren" wird in der älteren Schreiforschungsliteratur sehr unterschiedlich verwendet. Zum Teil wird er für Neugeborene verwendet, die ein zu niedriges Gestationsalter aufweisen (Michelsson et al. 1984, Lester 1987), zum Teil wird er für Neugeborene einer bestimmten Geburtsgewichtsklasse verwendet, z. B. < 2500 g oder < 1500 g (Rautava et al. 2007). Die unterschiedliche Verwendung des Begriffes erschwert den Vergleich der Schreistudien an „Frühgeborenen". Für die in der vorliegenden Arbeit behandelte Thematik sind diese Arbeiten für Vergleichszwecke dennoch interessant und werden soweit möglich in geeigneter Weise in der Diskussion herangezogen.

Für die vorliegende Arbeit ist relevant, dass zwei verschiedene Faktoren die Erzielung eines verminderten Geburtsgewichtes bedingen können: Die Frühgeburtlichkeit und die intrauterine Wachstumsretardierung (siehe unten). In die Gruppe mit niedrigem Geburtsgewicht fallen alle Neugeborenen mit einem

Einleitung

Gewicht < 2500 g, die dementsprechend als LBW-Neugeborene („Low Birth-Weight Infants") bezeichnet werden (vgl. Kap. 2.1, Martin et al. 2002). Zu den LBW-Neugeborenen zählen zum einen Frühgeborene, die aufgrund ihres niedrigen Gestationsalters ein Körpergewicht < 2500 g erreichen, und zum anderen intrauterin wachstumsretardierte Neugeborene, die in Relation zu ihrem Gestationsalter ein zu niedrigeres Geburtsgewicht aufweisen (siehe Kap. 2.1). Bei einem Geburtsgewicht, das bezogen auf das Gestationsalter unter der 10. Perzentile liegt, spricht man von einer Hypotrophie des Neugeborenen bzw. von einem SGA(„small-for-gestational-age")-Neugeborenen (Usher und McLean 1969, Alkalay et al. 1998, Voigt et al. 2000, Voigt et al. 2002, Speer und Gahr 2005). Die betroffenen Kinder können also termgeboren sein und über eine volle Organreife verfügen, aber mit ihrem Geburtsgewicht im Bereich der LBW-Kinder liegen. Unter allen Geburten machen SGA-Neugeborene einen Anteil von 10% aus, während unter den LBW-Neugeborenen in Deutschland die nichtfrühgeborenen SGA-Neugeborenen zu 37,2% vertreten sind (Voigt et al. 2000).

In der vorliegenden Arbeit stehen die SGA-Neugeborenen im Zentrum der Untersuchungen. Bei diesen Neugeborenen liegt eine intrauterine Wachstumsretardierung vor. Ursache dafür können sowohl exogene (zwei Drittel der Fälle) als auch endogene Faktoren (ein Drittel der Fälle) sein (siehe Tabelle 1), wobei in 40% der SGA-Fälle keine spezifische Ursache nachweisbar ist (Wollmann 1998). Dabei bedingen vor allem die exogenen Auslöser eine Plazentainsuffizienz und führen damit zu einer Diskrepanz zwischen Nährstoff- und Sauerstoffbedarf des Feten einerseits und der plazentaren Durchblutung andererseits (Adelstein und Fedrick 1978, Eggers et al. 1979, Wälli et al. 1980, Bernstein und Divon 1997, Wollmann 1998, Keller et al. 1999, Resnik 2002, Baschat und Hecher 2004, Ergaz et al. 2005).

Einleitung

Tabelle 1: Mit einer erhöhten Inzidenz von SGA-Geburten verbundene Faktoren (Bernstein und Divon 1997, Wollmann 1998, Keller et al. 1999)

Exogene Faktoren	Endogene Faktoren
Rauchen, Drogen-, Medikamenten- oder Alkoholmissbrauch der Mutter	Konstitutionelle Merkmale der Eltern
Mütterlicher Diabetes mellitus	Chromosomenanomalien • Z. B. Trisomie 21, Trisomie 18, Monosomie X, Ringchromosomen
Mütterliche Herz-/Kreislauf-, Nieren-, rheumatische Erkrankungen	Genetische Krankheiten • Z. B. Achondroplasie, Bloom-Syndrom
Vorausgegangene Aborte und Null- oder Multiparität	
Alter der Mutter < 17 und > 35 Jahre Mehrlingsschwangerschaften	
Intrauterine Infektionen • Z. B. Toxoplasmose, Röteln, CMV, HSV	
Mütterliche Mangelernährung	
Plazentaanomalien • Morphologische Anomalien: z. B. singuläre Arteria umbilicalis, Insertio velamentosa, Placenta bilobata, plazentare Hämangiome oder Infarkte • Placenta praevia, tiefsitzende Plazenta, vorzeitige Plazentalösung	
Uteroplazentare Minderperfusion	
Physischer und psychischer Stress der Mutter	

Eine intrauterine Mangelernährung hat eine Langzeitwirkung auf die postnatalen physiologischen Stoffwechselvorgänge.

So kann aus einer Wachstumsretardierung zum Beispiel eine beeinträchtigte hepatische Biotransformation resultieren (Boehm et al. 1990, 1995), was zu einer mangelnden Entgiftungsfunktion der Leber mit gesenkter Metabolisierungsrate führt. Hierdurch können Medikamentenabbaustoffe sowie endogen anfallende Stoffwechselmetabolite nicht optimal metabolisiert und ausgeschieden werden.

Einleitung

Betroffen sind vorwiegend die Funktion der Monooxygenase, die der Ureasesynthese, die der Glucuronidierung und die des hepatozellulären Membrantransportes (Boehm et al. 1990, 1995, Teichmann et al. 1991). Im Tiermodell wurde gefunden, dass eine pränatale Unterversorgung mit Nährstoffen die Aktivität des Cytochrom-P-450-Systems stimuliert (Boehm et al. 1995).

Wachstumsretardierte term- oder frühgeborene Neugeborene zeigen eine erhöhte Mortalitäts- und Morbiditätsrate im Vergleich zu gesunden Neugeborenen bei gleichem Gestationsalter (Gortner et al. 1999, Garite et al. 2004), während der Anteil perinataler zentralnervöser Komplikationen, wie z. B. die periventrikuläre Leukomalazie, bei AGA- und SGA-Frühgeborenen etwa gleich hoch ist (Reiss et al. 2000, Gortner et al. 2001).

Eine intrauterine Wachstumsretardierung führt im Tiermodell außerdem zu einer verminderten Lungengröße (Lang et al. 2000), während durch die stressinduzierte Erhöhung der systemischen Kortisolkonzentration die Bildung von Phospholipiden und Proteinen und damit die Surfactant-Synthese stimuliert wird (Braems et al. 1998, Gagnon et al. 1999, Braems et al. 2000). So könnte trotz der verminderten Lungengröße eine verbesserte pulmonale Lungenreife erreicht werden (Gortner et al. 2001). Gleichzeitig ist jedoch das erhöhte Risiko der Entwicklung einer Bronchopulmonalen Dysplasie bei sehr unreifen SGA-Frühgeborenen mehrfach belegt worden (Bardin et al. 1997, Gortner et al. 1999, Reiss et al. 2000).

Das hämatopoetische System ist durch eine intrauterine Wachstumsretardierung insofern betroffen, als dass als Reaktion auf die chronische Hypoxämie eine gesteigerte Hämatopoese resultiert (Philip und Tito 1989, Gortner et al. 2001). Außerdem wurde bei 30% der wachstumsretardierten Frühgeborenen eine Thrombozytopenie gefunden (Minior und Divon 1998, Baschat et al. 2000), wobei unklar ist, ob diese durch

Einleitung

einen Verdrängungsmechanismus aufgrund der gesteigerten Hämatopoese bedingt ist (Philip und Tito 1989) oder durch einen erhöhten Umsatz von Thrombozyten (Gortner et al. 2001).

Eine weitere Auffälligkeit SGA-Neugeborener ist die signifikant erniedrigte postnatale Gewichtszunahme im Vergleich zu AGA-Neugeborenen bei gleicher Proteinzufuhr, was eine nicht optimale Eiweißverwertung vermuten lässt (Boehm et al. 1990). Ursächlich diskutiert werden des Weiteren eine Insulinresistenz und verminderte glucose-transporter-4-(GLUT4-)Expression, wodurch eine adäquate Glukoseversorgung der Körperzellen nicht gegeben ist (Chiarelli et al. 1999, Jaquet et al. 2001).

Zusätzlich bewirkt die Mangelversorgung des Feten eine Beeinträchtigung des Magen-Darm-Traktes, die eine anhaltende postnatale Belastung und erschwerte Gewichtszunahme mit sich bringt (Richter et al. 1991).

Bis zum Alter von 2 Jahren holen ca. 90-97% der ehemaligen SGA-Neugeborenen den Wachstumsrückstand auf, während bis zu 10% der betroffenen Kinder mit ihrem Körpergewicht deutlich unter der altersentsprechenden Norm zurückbleiben (Richter et al. 1991, Albertsson-Wikland und Kalberg 1997, Leger et al. 1998, Ong et al. 2000, Gortner et al. 2001). Dieses mangelnde Aufholwachstum ist möglicherweise auf die Auswirkungen von bereits in der Fetal- und Neonatalperiode veränderten Hormonkonzentrationen zurück zu führen (Barker et al. 1993). So zeigten sich in den letzten 8 Schwangerschaftswochen verminderte fetale Leptinwerte und in der Neonatalperiode eine modifizierte Sensitivität auf bestimmte Hormone, insbesondere gegenüber STH, IGF und Insulin (Cance-Rouzaud et al. 1998, Cetin et al. 2000). Die bereits intrauterin von statten gehende differente Organisation des Hormonsystems setzt sich offenbar postnatal fort und kann zu funktionellen Störungen sowie zu Erkrankungen im Erwachsenenalter führen (Barker et al. 1993). Unter anderem resultiert aus diesem hormonellen

Einleitung

Ungleichgewicht in ca. 10% der Fälle eine andauernde Retardierung des Körperwachstums, die auch bis ins Erwachsenenalter nicht ausgeglichen werden kann (siehe oben, Leger et al. 1998, Woodall et al. 1998, Ergaz et al. 2005).

Für das embryonale und fetale Wachstum sind insbesondere Insulin, IGF-I und IGF-II von Bedeutung, während das postnatale Wachstum vor allem durch STH, die Schilddrüsenhormone und ebenfalls durch Insulin reguliert wird (Le Roith 1997, Boter und Lifshitz 1999, Chiarelli et al. 1999). Die Wachstumsfaktoren IGF-I und IGF-II sind im Serum an bestimmte Bindungsproteine gebunden, die so genannten IGF-Bindungsproteine (IGFBP), von denen im Erwachsenenalter das IGFBP-3 den weitaus größten Anteil darstellt (Le Roith 1997). Über die im Serum zirkulierenden IGFBP wird die Verfügbarkeit von IGF-I und IGF-II geregelt. Vor allem dem Wachstumsfaktor IGF-I wird auch postnatal eine wachstumsfördernde Wirkung auf fast alle Körperorgane zugeschrieben (Baker et al. 1993, Le Roith 1997). Das hypophysär ausgeschüttete STH stimuliert in den Leberzellen die Transkription für IGF-I und die IGF-Bindungsproteine. So resultiert aus einem STH-Mangel oder einer STH-Rezeptor-Resistenz eine geringere IGF-I-Konzentration im Serum (Le Roith 1997).

Bei Kindern mit intrauteriner Wachstumsretardierung (IUGR = intrauterine growth retardation) und persistierendem Kleinwuchs wurden Anomalien im STH-Sekretionsprofil und/oder eine verminderte STH-Sekretion diagnostiziert. Gleichzeitig waren die Plasmaspiegel von IGF-I, IGF-II und IGFBP-3 vermindert (De Waal et al. 1994, Boguszewski et al. 1997). Außerdem wird über eine partielle IGF-I-Resistenz bei IUGR-Kindern spekuliert (Chatelain et al. 1998).

Bei kleinwüchsigen präpubertären IUGR-Kindern wurde eine Insulinresistenz gefunden, die sich mit Eintritt der Pubertät noch ausgeprägter manifestierte (Chiarelli et al. 1999, Jaquet et al. 2001).

All diese Untersuchungen zeigen die oft weitreichenden Folgen einer intrauterinen Wachstumsretardierung für das Hormonsystem und das Aufholwachstum der betroffenen Kinder.

Einleitung

Erhöhte postnatale Cortisolwerte bei SGA-Neugeborenen sprechen für eine Stressbelastung aufgrund der intrauterinen Mangelversorgung (Maccari et al. 2003). Die erhöhten Cortisolspiegel beeinflussen wiederum die Gehirnentwicklung und verstärken die Stressantwort durch erhöhte Monoaminwerte (Maccari et al. 2003).

Neben den beschriebenen physiologischen und biochemischen Entwicklungsbesonderheiten ehemaliger SGA-Neugeborener sind auch in der kognitiven und neurophysiologischen Entwicklung Abweichungen von AGA-Vergleichs-Kindern beschrieben (Parkinson et al. 1981, Parkinson et al. 1986, Richter et al. 1991, Zubrick et al. 2000). So erzielten beispielsweise reife SGA-Neugeborene im späteren Leben niedrigere Punktzahlen in Intelligenztests (Paz et al. 2001). Bei ehemaligen SGA-Frühgeborenen existieren verschiedene Studienergebnisse. Während einige Studien keine Unterschiede zu AGA-Frühgeborenen gefunden haben (Calame et al. 1983, Schaap et al. 1997), zeigten sich in anderen kognitive Beeinträchtigungen, wie z. B. verminderte Intelligenz-Indices und sprachliche Defizite für ehemalige SGA-Frühgeborene (Smedler et al. 1992, McCarton et al. 1996, Hutton et al. 1997, Kok et al. 1998, Wolke 1998).

Der in verschiedenen Studien untersuchte Zusammenhang zwischen einer intrauterinen Wachstumsretardierung und der zerebralen Integrität des Neugeborenen mittels visuell bzw. auditiv evozierter Potentiale wird unterschiedlich beurteilt. Während einige Untersuchungen (Scherjon et al. 1996, Mahajan et al. 2003, Jiang et al. 2004) keine Differenzen zwischen den SGA- und den Kontrollkindern feststellen konnten bzw. die SGA-Kinder sogar besser abschnitten, fanden andere Studien (Sarda et al. 1992, Groß et al. 1999) mittels Magnetencephalographie gemessene verlängerte Latenzzeiten nach akustischen Signalen bis zur Registrierung evozierter hirnmagnetischer Aktivitäten bei SGA-Feten. Dabei seien Hypoxie und Nährstoffmangel

Einleitung

offensichtlich entscheidende Faktoren in der Beeinflussung zerebraler Funktionsweisen.

Bornstein und Kollegen (2002) fanden einen Zusammenhang zwischen sprachexpressiven Fähigkeiten im Alter von 27 Monaten und perinataler Sprachdiskriminationsfähigkeit. Voraussetzung für die expressiven Sprachfertigkeiten ist die auditive Perzeption und die regelrechte Entwicklung des auditiven Systems. Bestehen Einschränkungen der Perzeptionsleistung bei Neugeborenen, so ist zu einem späteren Zeitpunkt eine beeinträchtigte Sprachproduktion wahrscheinlich (Bornstein et al. 2002). Einige Studien (Anagnostakis et al. 1982, Kurtzberg et al. 1984, Cone-Wesson et al. 1987) haben bereits auditive Defizite bei VLBW-Neugeborenen beobachtet. Die diagnostizierten Störungen des auditiven Systems äußern sich sowohl in einer verzögerten auditiven Verarbeitungsgeschwindigkeit (Kurtzberg et al. 1984, Cone-Wesson et al. 1987) als auch in einer Schallleitungsschwerhörigkeit, z. B. durch eine chronische exudative Otitis media, oder einer Schallempfindungsschwerhörigkeit (Anagnostakis et al. 1982).

Gesonderte Untersuchungen zur auditiven Perzeption bei SGA-Neugeborenen liegen bislang nicht vor. Vor dem Hintergrund einer atypischen Entwicklung des auditiven Systems bei Veränderungen des arteriellen Sauerstoffgehaltes (Gagnon et al. 1996), des Blut-Glucose-Spiegels (Daniel et al. 1996) oder des Körpergewichts (Murotsuki et al. 1997) in Tiermodellen vermuten Kisilevsky und Davies (2007) bei SGA-Neugeborenen jedoch einen kausalen Zusammenhang zwischen intrauteriner Wachstumsretardierung, Ausbildung des auditiven Systems und der späteren Sprachleistungen.

Da die mit der Entwicklung des auditiven Systems in Zusammenhang stehenden medizinischen Meßgrößen (arterieller Sauerstoffgehalt, Blut-Glucose-Spiegel, Körpergewicht) bei SGA-Feten und –Neugeborenen auch teilweise modifiziert sind, könnte dies die Theorie Kisilevskys stützen. Für die These sprechen außerdem die bereits bei VLBW-Neugeborenen beobachteten auditiven Defizite (siehe oben).

Einleitung

In weiteren Tiermodellen fielen bei Vorliegen einer intrauterinen Wachstumsretardierung atypische Hirnstamm-Antworten auf und wurden auf eine mangelnde Myelinisierung im Hirnstammbereich sowie Veränderungen der synaptischen Funktion zurückgeführt (Rehn et al. 2002). Dass bei intrauteriner Mangelversorgung weitere zentrale Strukturen betroffen sein können, fanden Huang und Liu (1993) bei Neugeborenen mit einem Gestationsalter von 38 – 41 Schwangerschaftswochen, die eine Wachstumsretardierung des Vermis cerebellaris aufwiesen.

Zusammenfassend kann man also feststellen, dass eine intrauterine Wachstumsretardierung in physiologische und biochemische Stoffwechselvorgänge eingreift, so dass auch postnatal ein erhöhter Adaptationsbedarf des SGA-Neugeborenen die Folge sein kann. Auch ein Einfluss auf zerebrale Funktionen ist nicht ausgeschlossen. Dieser könnte sich wiederum in veränderten Schreicharakteristika niederschlagen. Da bei reifgeborenen SGA-Kindern jedoch vollständige Organreife besteht und bei mindestens 90% ein Aufholwachstum zu erwarten ist (Wikland und Kalberg 1997, Leger et al. 1998, Ong et al. 2000, Speer und Gahr 2005), sind die beschriebenen neuro-physiologischen Besonderheiten am ehesten bei frühgeborenen bzw. nur mäßig adaptierten SGA-Neugeborenen zu erwarten.

Bislang existieren keine spezifischen Studien über das Schreiverhalten SGA-Neugeborener. In Studien der klassischen Schreiforschung über das Schreiverhalten LWB-Neugeborener flossen SGA-Neugeborene zwar zum Teil ein, aber aufgrund unklarer Definition, die keinen Zusammenhang zwischen Gewicht und Gestationsalter beinhaltete (Rautava et al. 2007), wurden sie mit AGA-Frühgeborenen vermischt. Außerdem wurden in früheren Untersuchungen von LBW-Neugeborenen Schreie oft erst zu einem späteren postnatalen Zeitpunkt aufgenommen und untersucht, so dass keine entsprechenden Daten von Schreicharakteristika in den ersten beiden Lebenswochen vorliegen (Rautava et al. 2007). Andere Studien wiederum differenzierten unter den LBW-

Einleitung

Neugeborenen nach Gestationsalter, untersuchten aber nur Neugeborene unterhalb einer bestimmten Gewichtsgrenze, wie z. B. < 2500 g (Michelsson 1971) oder basierten ihre Untersuchung auf einer anderen Methodik, der Schmerzschreianalyse (Michelsson 1971, Michelsson et al. 1984, Lester 1987). In diesen Schmerzschreistudien wurden für die untersuchten SGA-Neugeborene zum einen eine längere Schreidauer eines einzelnen Schreis sowie eine verminderte maximale Grundfrequenz gefunden (Michelsson 1971), zum anderen zeigten sich keine Unterschiede zu AGA-Neugeborenen in einem Gesamt-Score, in den mehrere Schreicharakteristika einflossen (Michelsson et al. 1984). Diese Befunde sind nicht generalisierbar, da Schmerzschreie sich sowohl bezüglich ihrer akustischen Eigenschaften als auch der zugrunde liegenden Regelmechanismen von spontan geäußerten Weinlauten unterscheiden. Schmerzschreie sind hochfrequenter, länger, instabiler und haben in der Regel keine komplexe Melodie (Wermke 2002). Daher sind die Ergebnisse aus Schmerzschreistudien nicht mit denen aus Studien spontaner Neugeborenen- und Säuglingsschreie zu vergleichen.

Alle bisherigen Studien zu Schreieigenschaften von SGA-Neugeborenen weisen damit methodische Einschränkungen auf, die es nicht erlauben, spezifische Rückschlüsse auf die spracherwerbsrelevante Melodieentwicklung bei SGA-Neugeborenen zu ziehen.

Die vorliegende Arbeit hatte das Ziel, ausgewählte Schreimerkmale SGA-Neugeborener zu untersuchen. Dabei wurde im Unterschied zu allen vorausgegangenen Studien von einer klaren Definition dieser Gruppe ausgegangen (vgl. Kap. 2.1). Es wurden weiterhin nur spontane Lautäußerungen verwendet, also solche, die nicht in unmittelbarem Zusammenhang mit einer schmerzauslösenden Situation stehen. Die analysierten Merkmale der Weinlaute SGA-Neugeborener sollten dann mit denen einer geeigneten Kontrollgruppe AGA-Neugeborener verglichen werden. Für die Untersuchung sollten Lautaufnahmen innerhalb der ersten 2 Lebenswochen von gesunden SGA-Neugeborener durchgeführt werden. Der

Einleitung

Fokus bei der Schreianalyse sollte auf der Melodiestruktur liegen, also der Analyse der Fähigkeit der Grundfrequenzmodulation. Daneben sollten Merkmale der „klassischen Schreiforschung", wie die mittlere Grundfrequenz F_0 sowie die Schreilänge mit ausgewertet werden.

Diese Eigenschaften der Schreilaute lassen durch den Zusammenhang zwischen vorsprachlicher Produktion und der Integrität der hierfür zuständigen zerebralen Koordinierungszentren Rückschlüsse auf den neuro-physiologischen Entwicklungsstand des SGA-Neugeborenen zu.

Einleitung

Unter Berücksichtigung der oben angeführten physiologischen Besonderheiten SGA-Neugeborener und der aktuellen Erkenntnisse der Schreiforschung prüft die vorliegende Arbeit folgende Hypothesen:

H 1: Es bestehen keine Unterschiede in der mittleren Grundfrequenz (F_0) der Schreie zwischen AGA- und SGA-Gruppe, da nur ausgewählte, klinisch unauffällige Neugeborene untersucht werden (siehe Kap.2.2). Die Mittelwerte beider Gruppen liegen im Normbereich für die mittlere Grundfrequenz (F_0) unauffälliger Neugeborener.

H 2: Es zeigen sich Unterschiede in zeitlichen Parametern der Melodieproduktion (Melodiebogenlänge, Schreilänge) zwischen AGA- und SGA-Gruppe. Die mittlere Schreilänge in der SGA-Gruppe ist aufgrund der neurophysiologischen Reifeverzögerung größer als in der AGA-Gruppe.

H 3: Es bestehen Unterschiede in der relativen Häufigkeit komplexer Melodietypen in den Schreien der SGA-Gruppe im Vergleich zur AGA-Gruppe, da es durch den prä- und postnatalen Adaptationsstress der SGA-Neugeborenen zu neurophysiologischen und damit vorsprachlichen Entwicklungsverzögerungen kommt. Die SGA-Gruppe zeigt aufgrund dessen eine geringere Häufigkeit komplexer Schreimelodien.

2 Material & Methoden

2.1 Definition „SGA" und Charakterisierung der SGA-Probanden

Für die Klassifikation Neugeborener basierend auf somatischen Daten und der Gestationsdauer sind verschiedene Einteilungen möglich.

Mit einer Einteilung nach dem Gestationsalter, das die Dauer der Schwangerschaft vom 1. Tag der letzten Menstruation bis zur Geburt beschreibt, lässt sich ein Rückschluss auf die Organreife des Kindes ziehen. Die Schwangerschaftsdauer wird dabei nach WHO-Definition (WHO 1971, Speer und Gahr 2005) eingeteilt:

- < 37 vSSW (= vollendete Schwangerschaftswochen), entsprechend < 259 Tagen: Frühgeborene (Präterm-Geborene)
- 37 – 41 vSSW, entsprechend 259 – 293 Tagen: Termingeborene (Term-Geborene)
- 41 vSSW, entsprechend > 293 Tagen: Übertragene (Postterm-Geborene)

Die Einteilung nach dem Geburtsgewicht erlaubt eine Klassifikation in folgende Gruppen (Martin et al. 2002):

- LBW-Neugeborene = „Low Birth Weight Infants" mit einem Geburtsgewicht < 2500g
- VLBW-Neugeborene = „Very Low Birth Weight Infants" mit einem Geburtsgewicht < 1500 g

- ELBW-Neugeborene = „Extremely Low Birth Weight Infant" mit einem Geburtsgewicht < 1000 g

Kombiniert man bei der Klassifizierung Gestationsalter und Geburtsgewicht, ist eine präzise Beurteilung der klinischen Reife des Neugeborenen möglich und eine intrauterine Wachstumsretardierung lässt sich diagnostizieren (Voigt et al. 2002, Speer und Gahr 2005). Für die objektive Beurteilung der Neugeborenen hat sich inzwischen in der neonatologischen Praxis ein solches Klassifikationsschema bewährt.

Von hypotrophen oder SGA-Neugeborenen spricht man, wenn die Werte der Neugeborenen – je nach Festlegung – unter der 10. bzw. unter der 3. Perzentile liegen, während man zur Abgrenzung der hypertrophen oder LGA-(„large for gestational age") Neugeborenen die 90. bzw. die 97. Perzentile benutzt. Die Neugeborenen, die mit ihren somatischen Maßen für ihr Gestationsalter im Normbereich liegen, sind „appropriate for gestational age" und werden als eutrophe oder AGA-Neugeborene bezeichnet.

Sehr anschaulich wird die Unterscheidung von SGA-, AGA- und LGA-Neugeborenen in der von Voigt (2000) erstellten Graphik zur Neugeborenenklassifikation (siehe Abbildung 1). Unter Berücksichtigung des Klassifikationsschemas nach Geburtsgewicht und Schwangerschaftsdauer ergibt sich eine Einteilung in neun Gruppen.

Material & Methoden

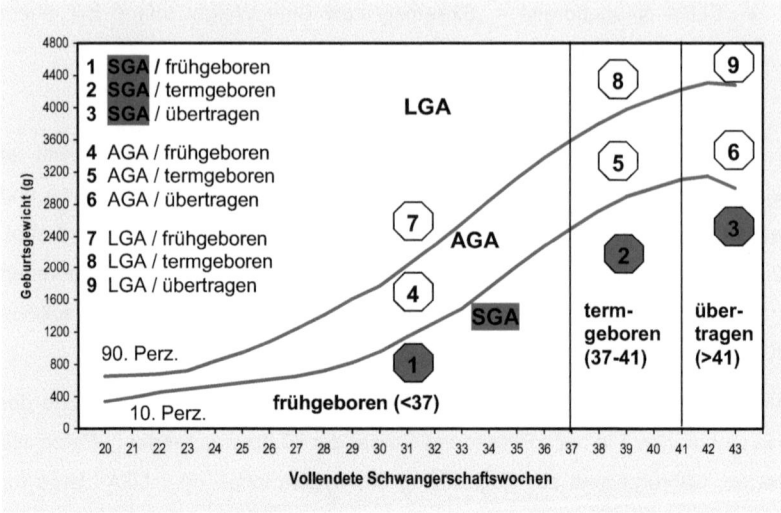

Abbildung 1: Klassifikation Neugeborener nach Schwangerschaftsdauer und Geburtsgewicht (nach Voigt et al. 2000)

Auf Grundlage von Daten aus den Perinatalerhebungsbögen für deutsche Neugeborene wurden dazu Perzentilkurven basierend auf dem gesamtdeutschen Datengut des Jahrgangs 1992 der Bundesrepublik Deutschland analysiert (Voigt et al. 1996). Diese Perzentilkurven basieren auf einer Datenbasis von 563 480 Einlingen und stellen repräsentative Werte für die somatischen Maße deutscher Neugeborener dar (Voigt et al 2002).

In der vorliegenden Studie diente diese Perzentilkurven von Voigt (1996) als Grundlage für die Probandenauswahl. Als Kriterium eines „SGA-Neugeborenen" wurde für die vorliegende Arbeit ein Geburtsgewicht unterhalb der 10. Perzentile definiert.

Für eine noch korrektere Klassifikation müssten auch die elterliche Konstitution bzw. genetische Determinanten berücksichtigt werden (Voigt et al. 1997). Die anthropometrischen Merkmale (Körpergewicht und Körperhöhe) der Eltern stellen eine wichtige Einflußgröße auf die kindlichen Körpermaße dar. Diese zeigen ein deutliches Nord-Süd-Gefälle (Voigt et al. 2001, Knight et al. 2005, Griffiths et al. 2007). In der vorliegenden Arbeit wurden aus Gründen der Datenerhebung nur Körpergewicht und Körperhöhe der Mutter berücksichtigt (vgl. Kap. 4.4). Da die väterlichen anthropometrischen Merkmale nicht erhoben wurden, befinden sich möglicherweise auch einige SGA-Neugeborene in der untersuchten Probandengruppe, die keine intrauterine Wachstumsretardierung aufweisen, sondern aufgrund genetischer Faktoren der SGA-Gruppe zugehörig sind.

2.2 Studiendesign

Die Studie hat das Ziel Schreieigenschaften SGA-Neugeborener in den ersten Lebenstagen zu charakterisieren. Dazu wurden digitale Lautaufnahmen spontaner Schreilaute von SGA-Neugeborenen in der neonatologischen und in der gynäkologischen Abteilung der Universitäts-Frauenklinik Würzburg sowie in der neonatologischen Abteilung der Universitäts-Kinderklinik angefertigt. Die Digitalisierung der Aufzeichnungen und die weitere signalanalytische Auswertung wurden im ZVES (Zentrum für vorsprachliche Entwicklung und Entwicklungsstörungen an der Poliklinik für Kieferorthopädie) der Universität Würzburg von 2006 bis 2008 vorgenommen. Zur Charakterisierung der Schreilaute der SGA-Neugeborenen dienten Referenzwerte AGA-Neugeborener des gleichen Alters aus dem Archiv des Zentrums.

Die Zustimmung durch die Ethikkommission der Medizinischen Fakultät der Julius-Maximilians-Universität Würzburg zur Durchführung der Studie wurde nach entsprechendem Antrag erteilt (Studiennummer 56/05).

Probanden (SGA-Gruppe)

Bei der Auswahl von geeigneten Probanden unter Betreuung von Prof. Dr. D. Singer wurde auf einen trotz der intrauterinen Wachstumsretardierung stabilen Allgemeinzustand Wert gelegt. So können die sich in der Untersuchung zeigenden Besonderheiten im Schreiverhalten direkt zur Wachstumsretardierung der Neugeborenen in Bezug gesetzt werden und Maskierungseffekte vermieden werden. Der Vergleich zwischen gut adaptierten, vitalen SGA-Neugeborenen mit ebenfalls gesunden AGA-Neugeborenen bietet die Möglichkeit zu untersuchen, inwieweit eine intrauterine Wachstumsretardierung bei ansonsten völlig unauffälligen SGA-Neugeborenen überhaupt Auswirkungen auf das Schreiverhalten hat. Aus diesem Grund wurden ausnahmslos Neugeborene mit unauffälligen Vorsorgeuntersuchungen U1 (unmittelbar postnatal) und U2 (3. – 10. Lebenstag) ausgewählt, mit denen schwerwiegende kardio-pulmonale und neurologische Erkrankungen sowie äußerlich erkennbare Fehlbildungen und Stoffwechselerkrankungen ausgeschlossen werden können. Des Weiteren wurde auf ein ausgewogenes Geschlechterverhältnis geachtet, was bei den 16 an der Studie teilnehmenden Neugeborenen annähernd erreicht werden konnte. So besteht die Gruppe der Probanden aus 9 weiblichen und 7 männlichen SGA-Neugeborenen.

Als Auswahlkriterien für die Probanden wurden die in Tabelle 2 aufgeführten Kriterien festgelegt:

Material & Methoden

Tabelle 2: Auswahlkriterien für Probanden

- Gestationsalter-bezogenes Geburtsgewicht < 10. Perzentile (Perzentilkurven deutscher Neugeborener nach Voigt et al. 1996)
- Lebensalter höchstens 48 Stunden zum Zeitpunkt der ersten Aufnahme (siehe 2.3)
- Klinikaufenthalt mindestens 4 Tage, um 2 standardisierte Schreiaufnahmen zu definierten Zeitpunkten durchführen zu können (siehe 2.3)
- Gestationsalter > 34 vSSW
- keine Malformationen, insbesondere der Atemwege und des Kopfes
- keine Intubation
- Apgar 5' > 6
- Hörtestscreening mittels BERA beidseits unauffällig bei U2
- keine behandlungsbedürftige Hyperbilirubinämie
- Neugeborenen-Screening unauffällig
- schriftliche Einverständniserklärung der Eltern zur Teilnahme an der Studie

In Vorversuchen hatte sich gezeigt, dass SGA-Neugeborene, die vor der 35. SSW geboren wurden, aufgrund ihres reduzierten Allgemeinzustandes häufig keine spontane Lautproduktion zeigten. In der vorliegenden Untersuchung wurden daher nur Neugeborene mit einem Gestationsalter von mindestens 35 vSSW einbezogen.

Ihr Einverständnis zur Studie sowie zur Datenverwendung für wissenschaftliche Zwecke gaben die Eltern in schriftlicher Form nach vorhergehendem, ausführlichen Gespräch und Aushändigung eines schriftlichen Informationsblattes.

Kontrollgruppe (AGA-Gruppe)

Als Kontrollgruppe dienten 59 reife AGA-Neugeborene desselben Alters, deren Daten in der Datenbank des ZVES vorliegen. Die Lautaufnahmen der Neugeborenen der Kontrollgruppe lagen nicht in so engen Zeitintervallen wie die der SGA-Neugeborenen, so dass zu den jeweiligen Aufnahmezeitpunkten unterschiedliche AGA-Neugeborene als Vergleichskinder herangezogen wurden. Dadurch ergaben sich für die AGA-Gruppe unterschiedliche Gruppengrößen an den einzelnen Aufnahmetagen (siehe Kap. 3).

Für die Kontrollgruppe galten folgende Auswahlkriterien (siehe Tabelle 3):

Tabelle 3: Auswahlkriterien für Kontrollgruppe

- prä- und perinatale Unauffälligkeit der Kinder
- reife Neugeborene > 36 und < 42 vSSW
- unauffälliges Neugeborenen-Screening
- keine behandlungsbedürftige Hyperbilirubinämie
- keine Hypo-/Hyperglykämie
- keine Malformationen
- unauffälliges Hörtestscreening
- Apgar 5' > 8
- keine pathologischen neurologischen Befunde in U1/U2
- gleiches Alter wie SGA-Neugeborene der Probandengruppe

Eine Übersicht der Probandendaten, die die zur Geburt vollendete Schwangerschaftswoche, das Geschlecht, den Geburtsmodus sowie die Körpermaße bei Geburt zeigt, ist in Tabelle 4 zu sehen. Die graphische Darstellung des Geburtsgewichts wird anhand von Perzentilkurven verdeutlicht (siehe Abbildung 2 und Abbildung 3).

Material & Methoden

Tabelle 4: Probanden

Pc	SSW	Sex	GM	GBGW [g]	Perz. GBGW	GBL [cm]	Perz. GBL	KU [cm]	Perz. KU	Lb. GBGW [g/cm]	Perz. Lb. GBGW	Einling/ Zwilling
AA	37+5	w	2	2310	<10.	46	<10.	32	auf 10.	50,2	<10.	E
AB	41+0	w	3	2875	<10.	50	>10.	35	>10.	57,5	<10.	E
AC	39+1	w	3	2730	<10.	48	<10.	33	>10.	56,9	<10.	E
AD	37+0	w	1	1875	<3.	46	>10.	32	>10.	40,8	n.a.	Z
AE	38+5	m	3	2460	>10.	45	<10.	33	>10.	54,7	n.a.	Z
AF	37+2	m	1	2290	>10.	45	<10.	33	>10.	50,9	n.a.	Z
AG	37+2	w	1	2270	>10.	47	>10.	32	>10.	48,3	n.a.	Z
AH	38+0	w	1	2510	<10.	45	<3.	34,5	>10.	55,8	>10.	E
AI	38+2	m	3	2600	<10.	48	<10.	33	auf 10.	54,2	<10.	E
AJ	36+1	w	1	2145	<10.	45	<10.	31	<10.	47,7	<10.	E
AK	38+1	m	1	2535	>10.	48	>10.	34	>10.	52,8	n.a.	Z
AL	35+0	w	3	1640	<10.	40	<10.	30	>10.	41	n.a.	Z
AM	38+6	w	3	2530	<10.	47	<10.	32	<10.	53,8	<10.	E
AN	38+2	m	2	2430	<3.	47	<10.	33	<10.	51,7	<3.	E
AO	38+2	m	3	2520	<10.	48	<10.	32	<3.	52,5	<10.	E
AP	38+0	m	3	2365	<3.	45	<3.	33	<10.	52,5	<10.	E

PC = Probandencode, SSW = Schwangerschaftswoche, GM = Geburtsmodus: 1 = primäre Sectio caesaria, 2 = sekundäre Sectio caesaria, 3 = Spontanpartus; GBGW = Geburtsgewicht; GBL = Geburtslänge; KU = Kopfumfang; Lb. GBGW = Längenbezogenes Geburtsgewicht; Perz. = Einlings-Perzentile (nach Voigt et al. 2002) bzw. Zwillings-Perzentile (nach Voigt et al. 1996); n. a. = nicht angegeben für Zwillingsperzentilen

Die Zwillings-Kinder AD und AL sind sowohl nach der Einlings- als auch nach der Zwillingsperzentile (Werte nach Voigt et al 1996, Voigt et al. 2002) SGA-Neugeborene, während die Zwillings-Kinder AE, AF, AG und AK nur nach der Einlingsperzentile unter der 10. Perzentile liegen. Diese Kinder sind streng genommen also keine SGA-Neugeborenen. Sie wurden trotzdem mit in die Probandengruppe aufgenommen, um zu differenzieren, ob Unterschiede im Schreiverhalten auf das geringere Geburtsgewicht an sich zurückzuführen sind oder ob das Vorliegen einer Zwillings- bzw. Einlingsschwangerschaft auch eine Rolle spielt. Über die intrauterine Wachstumsentwicklung von Zwillingen ist bekannt, dass ab der 32. SSW eine zunehmende Wachstumsverzögerung auftritt und damit das durchschnittliche Geburtsgewicht von Zwillingen in der 40. SSW unter der 10. Perzentile für Einlinge liegt (Hohenauer et al. 1973). Inwiefern sich diese Wachstumsverzögerung bei Zwillingen auf das

Material & Methoden

Schreiverhalten auswirkt und ob dabei Unterschiede zu SGA-Einlings-Neugeborenen bestehen, ist bislang nicht untersucht worden.

Eine Übersicht über das Geburtsgewicht der Zwillingskinder dieser Studie und die zugehörigen Perzentileinordnungen nach Zwillings- und nach Einlingsperzentile zeigt Tabelle 5.

Tabelle 5: Zwillingskinder mit Gewichtseinordnung in Zwillings- und in Einlingsperzentile

Pc	SSW	Sex	GBGW [g]	Perz. (E) GBGW	Perz. (Z) GBGW
AD	37+0	w	1875	< 3.	< 3.
AE	38+5	m	2460	< 3.	< 25.
AF	37+2	m	2290	< 10.	< 25.
AG	37+2	w	2270	< 10.	< 25.
AK	38+1	w	2535	< 10.	< 50.
AL	35+0	w	1640	< 3.	< 10.

PC = Probandencode, SSW = Schwangerschaftswoche, GBGW = Geburtsgewicht; Perz.(E) = Einlings-Perzentile (nach Voigt et al. 2002), Perz. (Z) = Zwillings-Perzentile (nach Voigt et al. 1996)

Material & Methoden

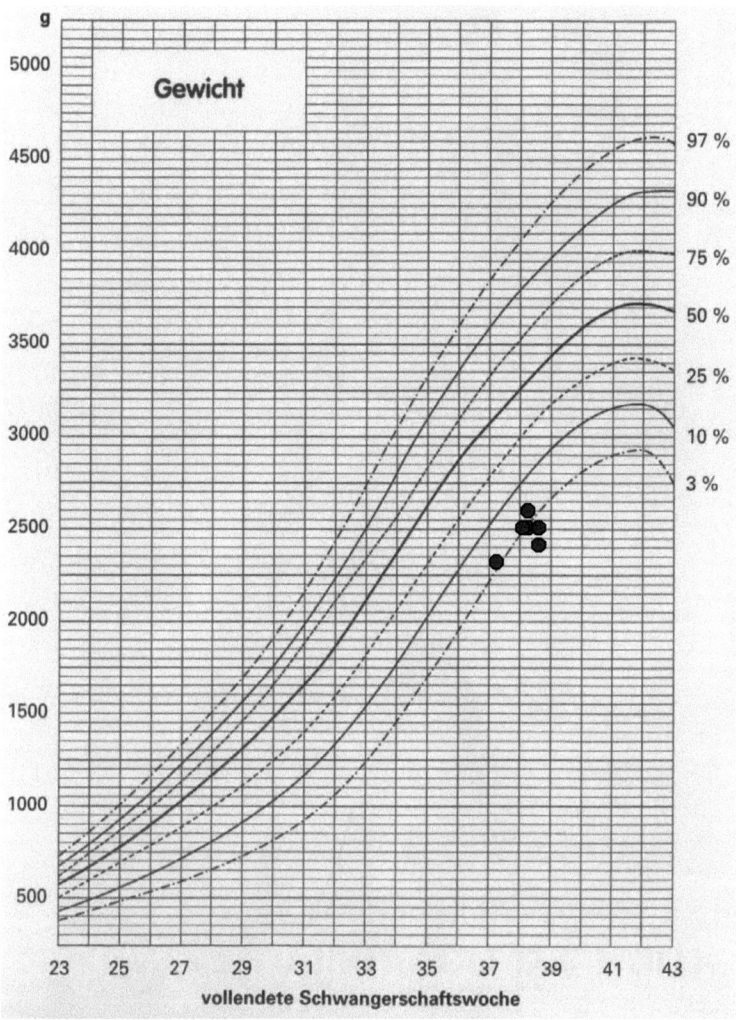

Abbildung 2: Perzentilkurve Geburtsgewicht Jungen (n=7)

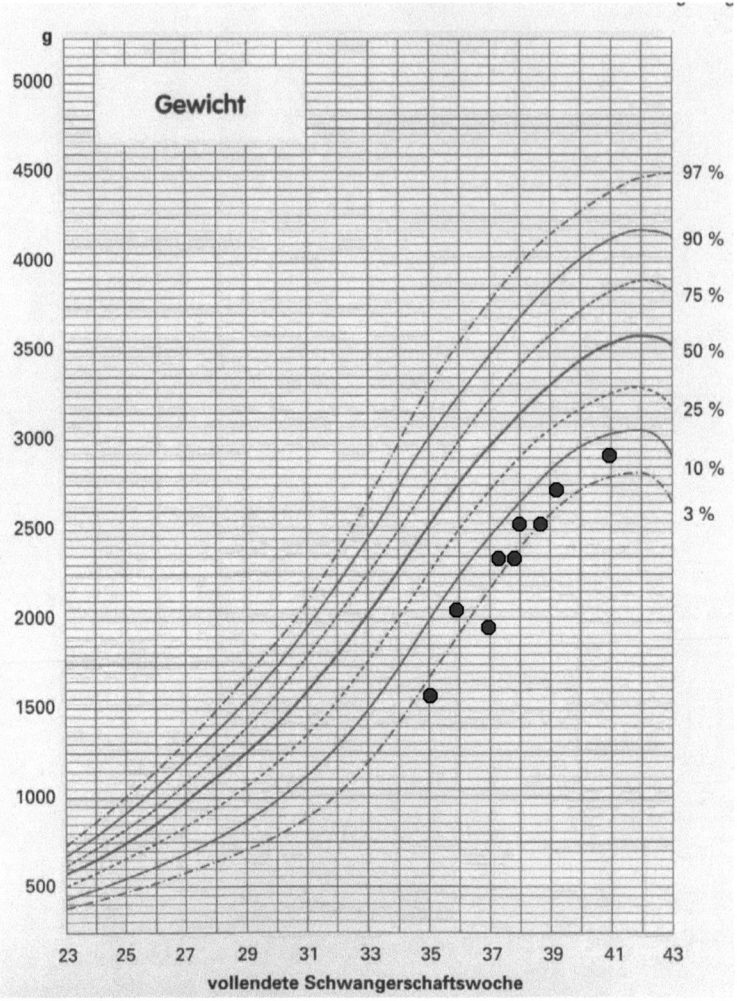

Abbildung 3: Perzentilkurve Geburtsgewicht Mädchen (n=9)

Um die Ergebnisse besser interpretieren zu können, wurden auch relevante mütterliche Daten dokumentiert. Diese betreffen gynäkologische, geburtshilfliche und soziale Aspekte sowie Angaben zu mütterlichen

Erkrankungen und zu mütterlichen somatischen Werten. Diesbezüglich auffällige Daten, die evtl. mit der Wachstumsretardierung des jeweiligen Kindes in Beziehung stehen könnten, sind in Tabelle 6 neben den klinischen Daten und Befunden der Neugeborenen zusammengestellt.

Tabelle 7 zeigt die Körpergröße und das Körpergewicht der Mütter und Tabelle 8 eine Übersicht über den mütterlichen BMI (Body Mass Index).

Material & Methoden

Tabelle 6: Klinische Daten und Befunde

PC	Kind			Mutter
	Apgar	NapH	sonstiges	
AA	9/10/10	7,25	pathologisches CTG, Mekonium im Fruchtwasser	vorzeitige Wehentätigkeit, Anorexie, Z. n. Mangelgeburt 2003 (SGA-Kind), pathologisches CTG
AB	9/10/10	7,17	pathologisches CTG, Nabelschnurumschlingung des Halses mit Kompression der Nabelschnur, Oligohydramnion, perinatale Asphyxie	> 35 Jahre alt, Z. n. Sectio, 2 Totgeburten in Anamnese, Nikotinabusus, besondere soziale Belastung, Überschreitung des Geburtstermins, Z. n. perniziöser Anämie, Z. n. Cholezystektomie
AC	9/10/10	7,42	Mekonium im Fruchtwasser	Blutungen vor 28. SSW, familiäre Belastung: erhöhte Leberwerte, kardiale Arrhythmie mit Vorhofseptumdefekt, Z. n. Herzvitium-OP, Vorhofseptumdefekt
AD	7/8/9	7,22	Mekonium im Fruchtwasser, Maskenbeatmung postnatal, 2. Zwilling einer Geminigravidität mit IUGR dieses Zwillings, grenzwertige asymptomatische Hypoglykämie des Neugeborenen	> 35 Jahre alt, Z. n. Sterilitätsbehandlung, V. a. Plazentainsuffizienz
AE	10/10/10	7,22	1. Zwilling einer Geminigravidität	isthmozervikale Insuffizienz, vorzeitige Wehentätigkeit, Z. n. Frühgeburt, rasche Schwangerschaftsfolge (< 1 Jahr), besondere psychische und soziale Belastung
AF	9/10/10	7,31	1. Zwilling einer Geminigravidität, Zwilling von AG, Beckenendlage	Blutungen vor 28. SSW, Z. n. Sterilitätsbehandlung
AG	10/10/10	7,32	2. Zwilling einer Geminigravidität, Zwilling von AF, Beckenendlage	Blutungen vor 28. SSW, Z. n. Sterilitätsbehandlung
AH	10/10/10	7,25	Beckenendlage	Alter: 35 Jahre, Colitis ulcerosa, Z. n. Spontanabort 11. SSW
AI	10/10/10	7,25		Z. n. Sterilitätsbehandlung, Präklampsie, Adnexitis, Hypertonie, Diabetes mellitus Typ II, besondere soziale Belastung, Adipositas
AJ	9/10/10	7,35	Beckenendlage, Oligohydramnion	Plazentainsuffizienz, Z. n. Sterilitätsbehandlung,
AK	8/10/10	7,29	Beckenendlage, Bradykardien postnatal, Geminigravidität	Komplikationen bei vorausgegangenen Entbindungen

Material & Methoden

PC	Kind			Mutter
	Apgar	NapH	sonstiges	
AL	8/9/10	7,37	Geminigravidität	Hypothyreose, Z. n. Sterilitätsbehandlung, Blutungen vor 28. SSW, isthmozervikale Insuffizienz
AM	9/10/10	7,30		V. a. Plazentainsuffizienz, Nikotinabusus, Z. n. Schilddrüsenteilresektion, Dauermedikation mit Thyroxin 150 µg
AN	9/10/10	7,32	Geburtseinleitung bei Wachstumsstillstand	Bis 2003 Bulimie, Z. n. Spontanabort, Antibiose peripartal mit 2X Ampicillin 2,0g
AO	9/10/10	7,34		Z. n. schwerem Verkehrsunfall 1997: 4 Wochen Koma, Leber-Milz-Riß
AP	8/9/8	7,24		V. a. Plazentainsuffizienz

PC = Probandencode, NapH = Nabelarterien-pH-Wert

Tabelle 7: Körpergröße und –gewicht der Mütter

Mutter	Gewicht [kg]	Größe [m]	BMI [kg/m^2]
AA	48	1,65	17,65
AB	82	1,64	30,48
AC	80	1,70	27,68
AD	53	1,69	18,53
AE	70	1,65	25,74
AF	70	1,65	25,74
AG	70	1,65	25,74
AH	53	1,70	18,34
AI	101	1,55	42,08
AJ	61	1,73	20,4
AK	67	1,68	23,76
AL	n. a.	n. a.	n. a.
AM	76	1,68	26,95
AN	55	1,67	19,64
AO	59	1,65	21,69
AP	74	1,74	24,42

BMI = Body Mass Index = Körpergewicht [kg] /(Körpergröße [m])^2

Tabelle 8: BMI der Mütter

Median BMI	24,42
Mittelwert BMI	24,59
Maximum BMI	42,08
Minimum BMI	17,65

2.3 Datenerhebung

2.3.1 Untersuchungstechniken, Meßmethoden

Zur digitalen Aufnahme diente ein tragbarer Tascam-Recorder (DA-P1) mit zugehörigem Mikrofon (SONY EMC-MS 957). Der Abstand von Mikrofon zu Mund betrug ca. 10cm. Pro Termin (siehe unten) wurden ca. 20 Schreie aufgenommen, was einem Zeitintervall von ca. 3 bis 5 Minuten entsprach. Ein „Schrei" ist hier als Lautäußerung definiert, die während einer einzelnen Exspiration produziert wurde.

Um die Meßmethode weitestgehend standardisieren zu können, wurden sämtliche Aufnahmen von der Autorin vorliegender Arbeit selbst durchgeführt.

Aufgezeichnet wurden nur spontane Säuglingsschreie, d. h. „Hungerschreie" oder Laute, die während der pflegerischen Versorgung geäußert wurden. Schmerzschreie wurden nicht aufgezeichnet, eine gezielte Stimulation des Kindes zum Auslösen von Schreien fand in keiner Weise statt. Das Neugeborene befand sich während der Aufnahmesituation auf dem Wickeltisch oder im Bett bzw. im Inkubator.

Die Aufnahmen erfolgten zu festgelegten Zeitpunkten (siehe unten). Zu jeder Aufnahme wurde ein Protokoll erstellt, in dem Besonderheiten der jeweiligen

Aufnahmesituation dokumentiert sowie Angaben zur aktuellen klinischen Konstitution des Kindes vermerkt wurden.

Beeinträchtigungen in der Qualität der Aufnahmen ergaben sich teilweise durch nicht vermeidbare Hintergrundgeräusche, da während der Durchführung der Lautaufnahmen im selben Raum andere Säuglinge versorgt wurden.

2.3.2 Aufnahmezeiten

Die Schreiaufnahmen wurden nach einem vorgegebenen Zeitplan durchgeführt, um möglichst homogene Bedingungen bezüglich des Alters und des physischen Zustandes der Probanden zu schaffen.

Bei der Festlegung der Zeitpunkte trat das Problem auf, dass einige Kinder bereits nach 4 Tagen, andere erst nach 6 bis 14 Tagen die Klinik verließen. So wurde der Zeitplan mit dem Kompromiss erstellt, dass mit den ersten zwei, in strikten Zeitintervallen vollzogenen Aufnahmen alle Kinder erfasst werden konnten, dagegen die dritte Aufnahme nur bei denjenigen Kinder durchgeführt wurde, die länger in der Klinik verweilten. Der Zeitpunkt der dritten Aufnahme wurde nach dem physiologischen Kriterium der Stabilisierung des Neugeborenen festgelegt, die vorrangig als das Wiedererreichen des Geburtsgewichtes – nach der Geburt verlieren Säuglinge zunächst ca. 10 % ihres Geburtsgewichtes – oder ansonsten bei Stagnation der Gewichtszunahme als Erlaubnis zur Entlassung definiert wurde. Letzteres Stabilisierungskriterium galt dabei ebenfalls für die nach 96 Lebensstunden entlassenen Kinder, so dass in diesen Fällen die zweite Aufnahme zum einen das Zeitkriterium, zum anderen das Stabilisierungskriterium erfüllte. Zur weiteren Auswertung wurde das jeweilige Alter nach dem kalendarischen laufenden Lebenstag bezeichnet. So ergab sich für die Kinder am ersten Aufnahmetermin im Zeitintervall von 0-48 Lebensstunden der 1., 2. oder. 3. Lebenstag, am zweiten Aufnahmetermin im Zeitintervall von 72-96 Lebensstunden der 4. bzw. 5. Lebenstag. Bei

Material & Methoden

denjenigen Neugeborenen, die sich länger als 120 Lebensstunden in der Klinik befanden, wurde je nach Erreichen der Stabilisierung die dritte Aufnahme im Zeitraum vom 6. bis zum 14. Lebenstag durchgeführt. Tabelle 9 verdeutlicht das Zeitplanschema der Aufnahmezeitpunkte:

Tabelle 9: Zeitplanschema der Lautaufnahmen

Aufnahmezeitpunkt	Alter
1	0-48 Lebensstunden / 1.-3. Lebenstag
2	72-96 Lebensstunden / 4.-5. Lebenstag
3	> 120 Lebensstunden / 6.-14. Lebenstag

Tabelle 10 zeigt das Lebensalter sowie das Gewicht der Neugeborenen zu den Aufnahmezeitpunkten.

Tabelle 10: Alter, Gewicht und Anzahl der Schreie (=n) zu den Aufnahmezeitpunkten

Kind	1. Aufnahme			2. Aufnahme			3. Aufnahme		
	Alter [h]	Gewicht [g]	n	Alter [h]	Gewicht [g]	n	Alter [h]	Gewicht [g]	n
AA	31	2100	65	79	2100	61			
AB	12	2800	117	73	2795	64			
AC	17	2620	42	89	2540	85			
AD	45	1825	21	93	1810	20	189	1900	29
AE	17	2320	81	74	2300	62			
AF	47	2175	21	92	2170	51	164	2210	22
AG	47	2125	37	92	2090	55	164	2100	46
AH	46,5	2340	54	95	2370	62	144	2420	46
AI	29	2490	65	79	2450	66			
AJ	38	2030	25	86	2020	42	326	2225	36
AK	44	2440	40	93	2385	52			
AL	28	1605	43	76	1570	48	268	1648	49
AM	43	2470	37	67	2480	40			
AN	36	2325	48	84	2260	43			
AO	32,5	2470	48	81,5	2410	49			
AP	25	2365	25	73	2280	34			

Material & Methoden

Datenanalyse

2.3.3 Auswerteroutinen

Die Datenanalyse der vorsprachlichen Laute im ZVES ist in verschiedene Bearbeitungsschritte unterteilt. Die einzelnen Analyseschritte sind im nachfolgenden Flussdiagramm zusammengestellt:

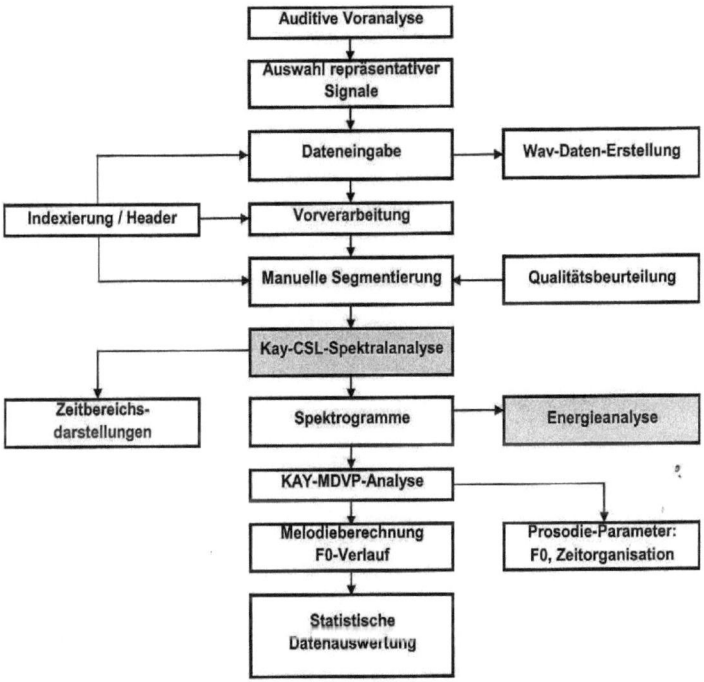

Abbildung 4: Analyseschritte der Schreiauswertung (aus Wermke 2002)

Material & Methoden

Für die Datenanalyse wird ein im ZVES der Poliklinik für Kieferorthopädie der Universität Würzburg installiertes Computer-Speech-Lab vom Typ CSL 4500 der Firma KAY Elemetrics/USA verwendet, zu dem ein Ergänzungs-Software-Modul (MDVP-Modul) gehört. Beide Systeme haben sich auch in der Schreianalyse bewährt und liefern durch die darin zur Verfügung stehenden Auswerteverfahren geeignete Basismodule für die signalanalytische Auswertung der erhobenen Daten.

Die Grundvoraussetzung für alle nachfolgenden signalanalytischen Auswertungen besteht zunächst im Einlesen der digital aufgezeichneten Lautaufnahmen in den Analysecomputer sowie in der folgenden interaktiven Auswahl und Speicherung geeigneter Signale bzw. Signalserien anhand der Ergebnisse der Zeitbereichsanalysen. Durch Abspeicherung werden die Signale als Zeit- und als Audiosignal festgehalten.

Ist die Editierung abgeschlossen, werden mit dem CSL-System von jedem Einzelsignal Frequenz-Spektrogramme und Intensitätskonturen errechnet und grafisch dargestellt. In den Spektrogrammen werden Zeitfunktionen von spektralen Eigenschaften der Laute sichtbar (Harmonischenstruktur, auftretende Frequenzsprünge, veränderlicher Gehalt an Subharmonischen oder Rauschbanden). Die erstellten Spektrogramme werden als Bild (Tif-Format) mit dem zugehörigen akustischen Signal (WAV-Format) gespeichert.

Die Berechnung der mittleren Grundfrequenz (F_0) sowie des Grundfrequenzverlaufs (Melodie) und ausgewählter statistischer Größen erfolgt mit dem Programm-Modul „MDVP" (Multi-Dimensional-Voice-Program) des CSL-Systems.

Abbildung 5 gibt ein Beispiel für ein mit dem CSL-System erstelltes Frequenz-Spektrogramm. Im dargestellten Schmalbandspektrogramm lassen sich spektrale Eigenschaften ablesen, wie z. B. Rauschanteile, Subharmonische und Shift (siehe 2.3.4).

Die Grundfrequenz eines Schreies entspricht der unteren Linie im Schmalbandspektrogramm. Über der Grundfrequenz liegen die Harmonischen, die ganzzahlige Vielfache der Melodie (Grundfrequenzänderung über Zeit) sind und die durch die nichtlinearen Schwingungseigenschaften der menschlichen Stimmlippen entstehen.

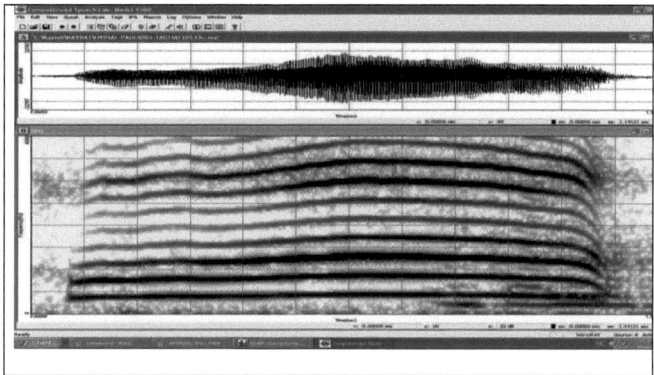

Abbildung 5: Schmalband-Spektrogramm eines Säuglingslautes
Im oberen Fenster ist das Signal im Zeitbereich abgebildet (Amplitude/Zeit). Im unteren Fenster ist das Schmalband-Spektrogramm (Frequenz/Zeit) der im Signal enthaltenen Frequenzkomponenten im Bereich von 0 - 4 kHz und deren Veränderung über die Dauer des Signals dargestellt. (Kay-CSL-Darstellung)

Die geeignete grafische Darstellung, Tiefpass-Filterung und Strukturanalyse der Melodie (siehe 2.3.4) sowie die Vermessung der Schreilänge bzw. bei mehrbögigen Schreien die Vermessung der Bogenlänge erfolgten mit dem für die Analyse von Säuglingsschreien entwickelten Programm CDAP (Cry-Data-Analysis-Program) der Firma „pw-project".

2.3.4 Strukturanalyse

Die Strukturanalyse erfolgte unter Verwendung des CDAP-Programms. Vor Durchführung der Strukturanalyse wurde die Grundfrequenz zunächst Tiefpass-gefiltert (ca. 40 Hz).

Einzelne spike-artige, nicht in den Verlauf der Grundfrequenz integrierte Frequenzwerte, die durch CSL-Algorithmusartefakte zustande kommen, können vor der Filterung gelöscht bzw. durch Filterung geglättet werden. Es erfolgt damit eine Tiefpassfilterung, in deren Ergebnis der Melodieverlauf als geglättete Kurve, ähnlich den für Sprache typischen Intonationsverläufen dargestellt wird.

Nach der Filterung können die spektralen und melodischen Strukturmerkmale jedes einzelnen Lautes bestimmt (Tabelle 11) und die Schreilänge bzw. bei mehreren Bögen die Bogenlängen vermessen werden. Alle im CDAP-System errechneten Daten und Angaben zu den ermittelten Strukturmerkmalen jedes einzelnen Schreies werden automatisch in Excel-Tabellen übernommen und der weiteren Bearbeitung zugänglich gemacht.

Die hier verwendeten Strukturkategorien wurden in Wermke (2002, 2004) definiert.

Tabelle 11: Analysierte spektrale und melodische Strukturmerkmale

- Melodietyp
- Kurzlaute (<300 ms) versus Schreie
- Anzahl der Bögen
- Auftreten von An-/ Endlauten
- Auftreten und Anzahl von Segmentierungen
- Vorkommen von phonatorischem Rauschen (Dysphonation)
- Vorkommen von plötzlichen Grundfrequenzsprüngen (Shift)
- Vorkommen von Subharmonischen
- Vorkommen auffälliger Inspirationslaute

Erläuterungen zu den in Tabelle 11 aufgeführten Strukturmerkmalen

- **Kurzlaut**

Unter die Bezeichnung „Kurzlaut" fallen die Laute, die kürzer als 300 ms sind. Alle längeren Exspirationslaute werden als „Schrei" ausgewertet. In der vorliegenden Arbeit wurden nur Schreie untersucht.

- **Anzahl der Bögen**

Unterschieden werden Einfachbögen (1B, nur ein auf- und absteigender Melodiebogen), Doppelbögen (2B), Dreifachbögen (3B) und Mehrfachbögen (MB, >3 auf- und absteigende Bögen innerhalb einer Exspiration). Ein Bogen ist dabei durch eine Mindestlänge von 300 ms und einem Mindesthub von 2 musikalischen Halbtönen definiert.

Tabelle 12 veranschaulicht die Strukturmerkmale, die in der vorliegenden Arbeit ausgewertet wurden. Nachfolgend werden diese auch anhand von Originaldaten erklärt.

Tabelle 12: Zusammenstellung der Strukturelemente

Analyse der Strukturelemente	
Spektrale Muster Auftreten von Subharmonischen Anzahl verrauschter Laute	SH R

Komplexizität der Melodiestruktur
Auftrittshäufigkeit von Einzelbögen / Einfachen Strukturen
Auftrittshäufigkeit von Komplexen Melodiestrukturen :
• Mehrfachbögen
   2B
 	
   3B
 	
• Segmentierte Strukturen
	EB ⌒
	
	KM
	⌒⌒
	
	⌒⌒⌒
	
	⌒‿⌒

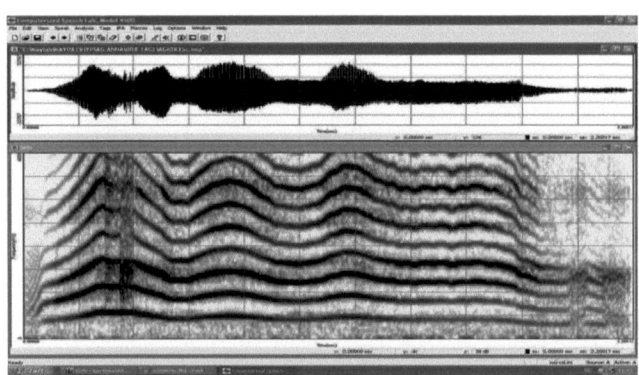

Abbildung 6: Schmalband-Spektrogramm mit Beispiel für die Strukturkategorie 4B: Im oberen Fenster ist das Signal im Zeitbereich abgebildet (Amplitude/Zeit). Im unteren Fenster ist das Schmalband-Spektrogramm (Frequenz/Zeit) der im Signal enthaltenen Frequenzkomponenten im Bereich von 0 - 4 kHz und deren Veränderung über die Dauer des Signals dargestellt. (Kay-CSL-Darstellung)

Material & Methoden

- **Anlaut / Endlaut**

Als Anlaut und Endlaut werden bogenähnliche Strukturen am Lautanfang oder Lautende bezeichnet, die aufgrund von Zeitkriterien – d. h. weil ihre Dauer kürzer als 150 ms ist – nicht als eigenständige Bögen klassifiziert werden. So handelt es sich bei dem in Abbildung 7 dargestellten Schrei nicht um die Kategorie 2B, sondern um 1B mit Anlaut (gelb markiert).

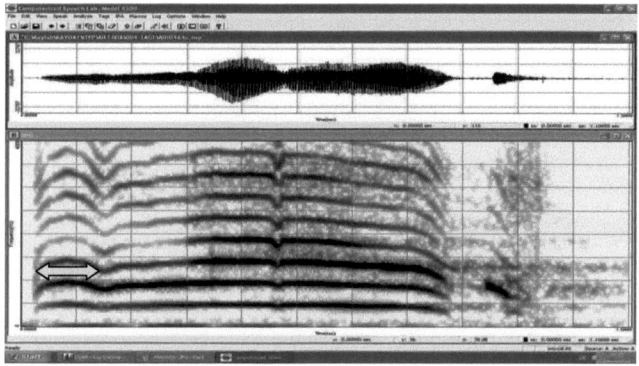

Abbildung 7: Schmalband-Spektrogramm mit Beispiel für die Strukturkategorie 1B mit Anlaut: Im oberen Fenster ist das Signal im Zeitbereich abgebildet (Amplitude/Zeit). Im unteren Fenster ist das Schmalband-Spektrogramm (Frequenz/Zeit) der im Signal enthaltenen Frequenzkomponenten im Bereich von 0 - 4 kHz und deren Veränderung über die Dauer des Signals dargestellt. (Kay-CSL-Darstellung)

- **Segmentierung / Komplexe Segmentierung**

Segmentierungen entstehen durch phonatorische Stops, die innerhalb der Melodie eines Schreies auftreten. In den Segmentierungspausen treten damit keine Inspirationen auf. Der Intensitätsabfall in den Pausen ist > 9 dB. Segmentierungen werden bei der Strukturbestimmung durch die Anzahl der Pausen definiert: 1S (eine Pause pro Schrei), 2S (2 Pausen pro Schrei), 3S und MS (3 bzw. > 3 Pausen pro Schrei). Zusätzlich wird eine Sonderform ermittelt: Die komplexe Segmentierung, bei der die durch eine Pause getrennten Elemente aus mehr als einem Einzelbogen bestehen (Abbildung 8).

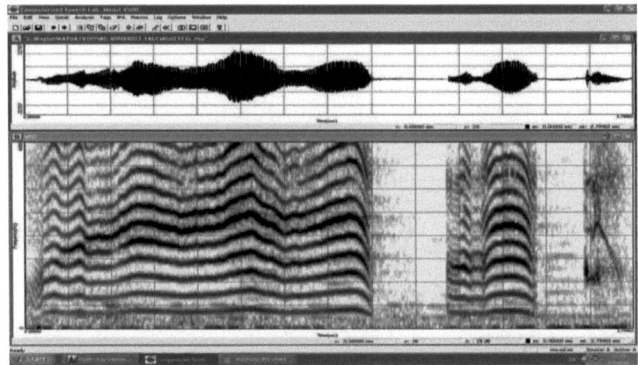

Abbildung 8: Schmalband-Spektrogramm mit Beispiel einer Melodie der Strukturkategorie „Komplexe Segmentierung" und nachfolgender Inspiration: Im oberen Fenster ist das Signal im Zeitbereich abgebildet (Amplitude/Zeit). Im unteren Fenster ist das Schmalband-Spektrogramm (Frequenz/Zeit) der im Signal enthaltenen Frequenzkomponenten im Bereich von 0 - 4 kHz und deren Veränderung über die Dauer des Signals dargestellt. (Kay-CSL-Darstellung)

- **Rauschen / Dysphonie**

Bei einem phonatorisch verrauschten Schrei ist keine Harmonischenstruktur mehr erkennbar. Dies kann sowohl für den gesamten Schrei gelten als auch für Teilbereiche (Rauschbanden).

Die geräuschartigen Elemente werden bei der Strukturbestimmung nach ihrem Anteil und ihrer Lage im Signal charakterisiert. So unterscheidet man:

1. *Rauschen Mitte:* Signale mit Rauschanteil in der Mitte.
2. *Rauschen Rand:* Signale mit Rauschanteil am Anfang und/oder Ende.
3. *Rauschen Ganz:* Signale, die zum überwiegenden Teil aus phonatorischem Rauschen bestehen.

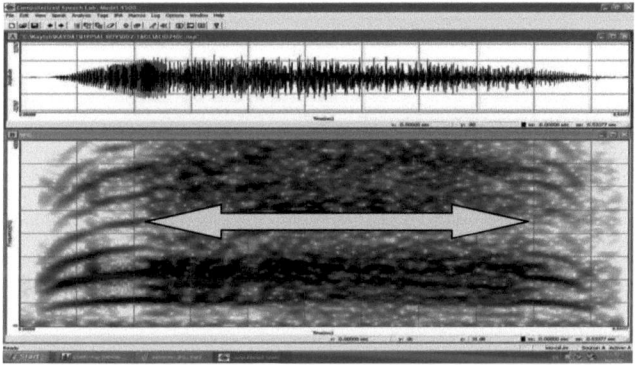

Abbildung: Schmalband-Spektrogramm mit Beispiel für einen Schrei von der Strukturkategorie „Rauschen ganz": Im oberen Fenster ist das Signal im Zeitbereich abgebildet (Amplitude/Zeit). Im unteren Fenster ist das Schmalband-Spektrogramm (Frequenz/Zeit) der im Signal enthaltenen Frequenzkomponenten im Bereich von 0 - 4 kHz und deren Veränderung über die Dauer des Signals dargestellt. (Kay CSL-Darstellung)

Material & Methoden

- **Shift**

Von Shift spricht man bei einem plötzlichen Aufwärts- bzw. Abwärtssprung in der Tonhöhe, ähnlich einem beim Jodeln vorkommenden Phänomen. Der Unterschied zum Jodeln besteht in der Irregularität des Vorkommens von Shift im Säuglingsschrei (Wasz-Höckert et al. 1968).

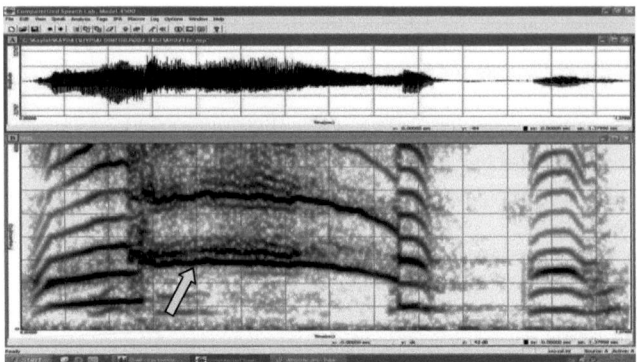

Abbildung 9: Schmalband-Spektrogramm mit Beispiel für das Strukturelement „Shift": Im oberen Fenster ist das Signal im Zeitbereich abgebildet (Amplitude/Zeit). Im unteren Fenster ist das Schmalband-Spektrogramm (Frequenz/Zeit) der im Signal enthaltenen Frequenzkomponenten im Bereich von 0 - 4 kHz und deren Veränderung über die Dauer des Signals dargestellt. (Kay-CSL-Darstellung)

- **Subharmonische**

Subharmonische stellen eine simultan zur Grundfrequenz und ihren Harmonischen auftretende Serie an Harmonischen dar. Sie sind für Schreie junger Säuglinge typisch (Michelsson 1971). Im Schmalbandspektrogramm sind die Subharmonischen als parallele, zwischen den Harmonischen liegende Linien sichtbar.

Material & Methoden

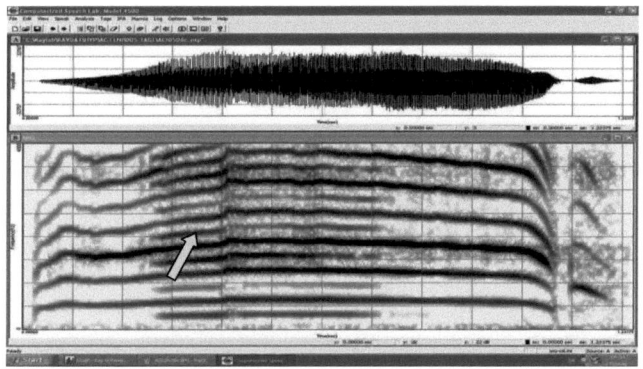

Abbildung 10: Schmalband-Spektrogramm mit Beispiel für das Strukturelement „Subharmonische": Im oberen Fenster ist das Signal im Zeitbereich abgebildet (Amplitude/Zeit). Im unteren Fenster ist das Schmalband-Spektrogramm (Frequenz/Zeit) der im Signal enthaltenen Frequenzkomponenten im Bereich von 0 - 4 kHz und deren Veränderung über die Dauer des Signals dargestellt. (Kay-CSL-Darstellung)

- Inspirationslaute

Auffällig lange, hochfrequente und deutlich hörbare Inspirationslaute sind ein Unreifezeichen der Phonation (Bosma et al. 1965) und werden bei der Strukturanalyse dokumentiert.

- Komplexität der Schreimelodie (MCI)

MCI steht für den Melody Complexity Index, der sich aus dem Verhältnis komplexer Melodiestrukturen (KM) zu der Summe aus komplexen Melodiestrukturen und Einfachbögen (KM+EB) ergibt. Das heißt, je mehr komplexe Strukturen im Verhältnis zu Einfachbögen in den Schreimelodien einer Aufnahme oder eines bestimmten Alters auftreten, desto größer ist der MCI. Der MCI-Wert ist ein dimensionsloser Index für den Grad der erreichten Melodiekomplexität in einem bestimmten Alter. Er ist ein aussagekräftiger diagnostischer Marker in der Beurteilung von Schreilauten (Wermke et al. 2007).

2.3.5 Statistische Analyse

Nach der interaktiven Analyse jedes einzelnen der 1831 Signale mit Hilfe des CDAP-Programms wurden die quantitativen und qualitativen Strukturmerkmale in Excel-Tabellen erfasst und statistischen Tests unter Verwendung der Statistik-Software SPSS (Version 15) unterzogen.

Zunächst wurden die zu untersuchenden Merkmale mit dem Kolmogorov-Smirnov-Test bzw. dem Shapiro-Wilk-Test auf Vorliegen einer Normalverteilung überprüft.

Da sich bei den ausgewerteten Variablen keine hinreichende Normalverteilung zeigte, wurden nur nicht-parametrische Tests verwendet.

Die einzelnen Merkmale wurden durch den Mann-Whitney-U-Test für nicht-parametrische Verteilungen untersucht, der dem Vergleich zweier unabhängiger Stichproben dient.

Bei Vorliegen von zwei abhängigen Stichproben wurde der Wilcoxon-Test zum nicht-parametrischen Vergleich angewandt, während für mehr als zwei abhängige Stichproben der Friedman-Test verwendet wurde.

Als Signifikanzniveau wurde für alle Tests $p = 0,05$ festgelegt.

Die altersabhängige Veränderung des MCI sowie der Signallänge und der mittleren Grundfrequenz F_0 wird jeweils in Boxplotdiagrammen graphisch dargestellt. In einem solchen Diagramm stellen hier die untere Begrenzung die 25. und die obere Begrenzung die 75. Perzentile dar. Der Medianwert wird durch die mittlere Linie repräsentiert. Die äußeren Markierungen kennzeichnen jeweils das Minimum und Maximum der Werte. Ausreißer sind mit einem Kreis gekennzeichnet und stellen Daten dar, die zwischen 1,5 und 3 Boxlängen vom oberen oder unteren Rand der Box entfernt liegen. Dagegen stehen die Sternchen für Extremwerte, die sich im Abstand von mehr als drei Balkenlängen von der oberen oder unteren Begrenzung der Box befinden.

Ergebnisse

3 Ergebnisse

In der vorliegenden Arbeit sind 1831 Lautäußerungen von 16 SGA-Neugeborenen (SGA-Gruppe) aufgezeichnet und signalanalytisch ausgewertet worden.

Der Schwerpunkt der Auswertung wurde auf die Analyse von Art und Auftrittshäufigkeit der in Kap. 2.3.4 definierten Strukturtypen und Strukturelemente gelegt. Außerdem wurden die mittlere Grundfrequenz sowie Messgrößen, die mit der zeitlichen Organisation der Lautproduktion in Zusammenhang stehen, untersucht.

Zur Beurteilung der hier ermittelten Eigenschaften der Laute der SGA-Neugeborenen wurden diese mit 3723 Lautäußerungen einer AGA-Kontrollgruppe verglichen. Die Anzahl der jeweils zum Vergleich herangezogenen AGA-Neugeborenen variiert, da nur altersgleiche Kontrollkinder untersucht wurden (vgl. Kap. 2.2). Die Daten der AGA-Kontrollkinder stammen aus dem ZVES und ihre Erhebung erfolgte aufgrund eines anderen Studiendesigns zu teils differierenden Aufnahmezeitpunkten.

3.1 Untersuchung der mittleren Grundfrequenz F_0

Um zu prüfen, ob die mittleren F_0-Werte der Schreie der SGA-Neugeborenen im Normbereich liegen und damit kein Hinweis auf mögliche neurophysiologische Dysfunktionen vorliegt (vgl. Kap. 4.2), wurde in der SGA-Gruppe die mittlere Grundfrequenz F_0 der Säuglingsschreie analysiert und mit der der AGA-Kontrollgruppe verglichen. Dazu wurden die durchschnittlichen F_0-Werte der Schreie jedes Neugeborenen ermittelt und dann geometrisch über die Neugeborenen je Gruppe gemittelt.

Ergebnisse

Beim Vergleich zwischen beiden Gruppen ergeben sich keine signifikanten Mittelwertunterschiede (Mann-Whitney-Test: p = 0,187 am 1.-3. Lebenstag, p = 0,168 am 4.-5. Lebenstag, p = 0,914 am 6.-14. Lebenstag). Die mittlere Grundfrequenz F_0 der Schreie bleibt in der SGA-Gruppe im Verlauf vom 1.-3. bis zum 4.-5. Lebenstag relativ stabil (409 Hz und 402 Hz, siehe Tabelle 13 und Tabelle 14), so dass sich keine statistisch signifikanten Veränderungen ergeben (Wilcoxon-Test: p = 0,215). Im Altersbereich 6.-14. Lebenstag wurde eine geringe, nicht signifikante F_0-Abnahme auf einen Mittelwert von 380 Hz beobachtet (Tabelle 15).

Ähnlich verhält es sich mit den F_0-Mittelwerten der AGA-Gruppe, deren Werte leicht unter denen der SGA-Gruppe liegen und die mit zunehmendem Lebensalter ebenfalls leicht abfallen (von 395 Hz auf 377 Hz und schließlich auf 373 Hz). Es gibt bei leicht abfallender Tendenz der F_0-Mittelwerte keine statistisch signifikanten Unterschiede im Untersuchungszeitraum (Friedman-Test AGA-Gruppe: p = 0,513).

Tabelle 13: Mittlere Grundfrequenz F_0 am 1. – 3. Lebenstag

	N	Min [Hz]	Max [Hz]	MW [Hz]	SA [Hz]	SF [Hz]	Median [Hz]
SGA	16	343	512	409	45	11	404
AGA	18	332	546	395	50	12	384

MW = Mittelwert, SA = Standardabweichung, SF = Standardfehler des Mittelwertes

Ergebnisse

Tabelle 14: Mittlere Grundfrequenz F_0 am 4. – 5. Lebenstag

	N	Min [Hz]	Max [Hz]	MW [Hz]	SA [Hz]	SF [Hz]	Median [Hz]
SGA	16	362	470	402	33	8	392
AGA	20	304	475	377	50	11	372

MW = Mittelwert, SA = Standardabweichung, SF = Standardfehler des Mittelwertes

Tabelle 15: Mittlere Grundfrequenz F_0 am 6. – 14. Lebenstag

	N	Min [Hz]	Max [Hz]	MW [Hz]	SA [Hz]	SF [Hz]	Median [Hz]
SGA	6	317	418	380	38	15	384
AGA	16	312	450	373	44	11	377

MW = Mittelwert, SA = Standardabweichung, SF = Standardfehler des Mittelwertes

Alle gemessenen Mittelwerte beider Gruppen liegen im Normbereich für gesunde Säuglinge (Michelsson und Michelsson 1999). Damit wird die Hypothese H1 bestätigt.

3.2 Untersuchung von Parametern der zeitlichen Organisation der Lautproduktion

Die Untersuchung der Zeitstruktur der Phonation hat eine große Relevanz für die Einschätzung des Funktionszustandes hirnphysiologischer Regelmechanismen (siehe Kap. 4.3).

Als geeignete Parameter wurden die Gesamtlänge einzelner Säuglingsschreie und die Länge einzelner Melodiebögen analysiert und auf Gruppenebene verglichen.

Ergebnisse

Innerhalb der SGA-Gruppe besteht eine Heterogenität bezüglich der Klinikverweildauer und damit der Anzahl der Lautaufnahmen, weil nur von den Neugeborenen mit einem mehr als 5-tägigem stationären Aufenthalt eine dritte Aufnahme gemacht werden konnte. Dadurch ergibt sich am dritten Aufnahmetermin (6.-14. Lebenstag) eine gewisse Selektion der Neugeborenen, weil sich der längere Klinikaufenthalt durch einen instabilen Allgemeinzustand begründet, d. h. geringes Körpergewicht (< 2300 g), unzureichende Gewichtszunahme bzw. reduziertes Trinkverhalten.

Um diesbezüglich eine Differenzierung der SGA-Gruppe vorzunehmen, erfolgte eine Unterteilung in die Neugeborenen mit kurzer Verweildauer, insgesamt 2 Aufnahmen (SGA-2-Gruppe, n = 10), und in die mit längerer Verweildauer, insgesamt 3 Aufnahmen (SGA-3-Gruppe, n = 6).

Außerdem erfolgte die Auswertung separat für den einfachen Strukturtyp (Schreie mit nur einem auf-dann-absteigenden Melodiebogen) und den komplexen Strukturtyp (zwei- und mehrbögige Melodien).

3.2.1 Strukturtyp EB: Länge des Melodiebogens (Schreilänge)

In Schreien, die dem Strukturtyp EB zugeordnet wurden, also aus nur einem auf- und nachfolgend wieder absteigenden Melodiebogen bestehen, entspricht die Melodiebogenlänge der Schreilänge.

Zunächst wurde in Voruntersuchungen die Länge des Melodiebogens in der AGA-Gruppe auf Vorliegen zunehmender bzw. abnehmender Trends vom ersten bis zum dritten Aufnahmetermin geprüft. Dabei zeigten sich keine signifikanten Veränderungen, so dass die AGA-Gruppe nach Mittelung der Werte für den gesamten Aufnahmezeitraum zu einem standardisierten Vergleichskollektiv zusammengefasst werden konnte.

Da sich in der gesamten SGA-Gruppe sowie bei den 6 Neugeborenen der SGA-3-Gruppe bei der Untersuchung der Längenentwicklung der EB-Strukturen über den Aufnahmezeitraum ebenfalls keine signifikanten Veränderungen ergaben

Ergebnisse

(SGA: Wilcoxon-Test: p = 0,196 vom 1.-3. d zum 4.-5. d; SGA-3: Friedman-Test: p = 1,0 über den gesamten Aufnahmezeitraum), wurden die Werte auch hier für den gesamten Zeitraum gemittelt und mit denen des AGA-Vergleichskollektivs verglichen.

Hierbei wies die SGA-Gruppe im Vergleich zur AGA-Gruppe eine statistisch signifikant längere Melodiebogenlänge auf (Mann-Whitney-Test: p < 0,0001, siehe Abbildung 11 und Tabelle 17).

Tabelle 16 enthält eine Zusammenstellung der Melodiebogenlängen der Gesamt-SGA- und der SGA-3-Gruppe in den einzelnen Altersbereichen.

Tabelle 16: Länge des Melodiebogens in EB-Strukturen der gesamten SGA- und der SGA-3-Gruppe in den einzelnen Altersbereichen

	N	Min [ms]	Max [ms]	MW [ms]	SA [ms]	SF [ms]	Median [ms]
SGA-Gruppe							
1.-3. d	16	456	1960	942	323	81	916
4.-5. d	16	515	1825	1038	344	86	938
SGA-3-Gruppe							
1.-3.d	6	886	1960	1166	412	168	998
4.-5. d	6	761	1825	1276	425	174	1267
6.-14. d	6	654	1781	1265	448	183	1272

MW = Mittelwert, SA = Standardabweichung, SF = Standardfehler

Tabelle 17: Länge des Melodiebogens in EB-Strukturen der SGA- und der AGA-Gruppe nach Mittelung der Werte für gesamten Aufnahmezeitraum

	N	Min [ms]	Max [ms]	MW [ms]	SA [ms]	SF [ms]	Median [ms]
AGA	38	428	1059	678	146	24	652
SGA	16	485	1784	995	316	79	884

MW = Mittelwert, SA = Standardabweichung, SF = Standardfehler

Ergebnisse

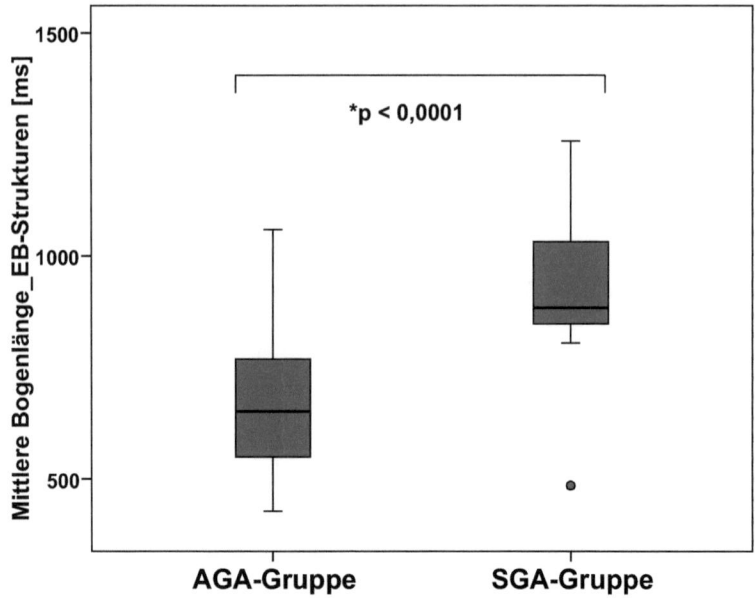

Abbildung 11: Mittlere Melodiebogenlänge in EB-Strukturen aller drei Aufnahmetermine

Somit bestätigt sich Hypothese H2 bei der Untersuchung der Schreilänge von EB-Strukturen mit statistisch signifikant längeren Melodiebogenlängen der SGA-Gruppe im Vergleich zur AGA-Gruppe.

3.2.2 Strukturtyp 2B: Gesamtlänge beider Melodiebögen (Schreilänge)

Die Schreie des Strukturtyps 2B bestehen aus 2 aufeinander folgenden Einfachbögen.

Wie für den Strukturtyp 1B wurde zunächst in Voruntersuchungen die Gesamtlänge beider Melodiebögen in der AGA- sowie in der SGA-Gruppe auf

Ergebnisse

Vorliegen signifikanter zunehmender bzw. abnehmender Trends vom ersten bis zum dritten Aufnahmetermin getestet. Hierbei ergaben sich in der AGA-Gruppe keine signifikanten Veränderungen, so dass eine Mittelung der Werte für den gesamten Aufnahmezeitraum und die Zusammenfassung zu einem standardisierten Vergleichskollektiv möglich war.

Bei der Untersuchung der Gesamtlänge der 2B-Strukturen in der SGA-Gruppe zeigten sich ebenfalls keine signifikanten Veränderungen vom ersten bis zum zweiten Aufnahmetermin bei 11 der 16 Kinder, die sowohl am 1.-3. Lebenstag als auch am 4.-5. Lebenstag 2B-Strukturen produziert haben (N = 11, Wilcoxon-Test: p = 0,091). Für die Untersuchung von Längenveränderungen über alle 3 Altersbereiche (1.-3. / 4.-5. / 6.-14. Lebenstag) konnten nur 4 Kinder der SGA-3-Gruppe herangezogen werden, von denen an jedem Aufnahmetermin 2B-Strukturen vorlagen. Auch hier ergaben sich keine signifikanten Veränderungen (N=4, Friedman-Test: p = 0,472).

So erfolgten auch in der SGA-Gruppe zunächst eine Mittelung der Werte für die Gesamtlänge von 2B-Strukturen über den gesamten Aufnahmezeitraum und anschließend der Vergleich mit den Werten des AGA-Vergleichskollektivs. Dabei zeigten sich statistisch signifikant längere Zeiten in der SGA-Gruppe im Vergleich zur AGA-Gruppe (Mann-Whitney: p < 0,0001, siehe Tabelle 19 und Abbildung 12).

So wird auch für die Gesamtlänge der 2B-Strukturen Hypothese H2 bestätigt.

In Tabelle 18 sind die einzelnen Bogenlängen der 2B-Strukturen für die Gesamt-SGA-Gruppe und gesondert für die SGA-3-Gruppe angegeben.

Ergebnisse

Tabelle 18: Mittlere Länge der Melodiebögen in 2B-Strukturen der gesamten SGA- und der SGA-3-Gruppe in den einzelnen Altersbereichen

	N	Min [ms]	Max [ms]	MW [ms]	SA [ms]	SF [ms]	Median [ms]
SGA 1.-3. Lebenstag							
1. Bogen	11	342	939	641	165	50	667
2. Bogen	11	281	1632	638	390	118	450
SGA 4.-5. Lebenstag							
1. Bogen	16	370	1275	675	263	66	583
2. Bogen	16	186	1334	651	305	76	619
SGA-3 1.-3. Lebenstag							
1. Bogen	4	342	751	566	189	94	585
2. Bogen	4	494	1632	978	477	238	893
SGA-3 4.-5. Lebenstag							
1. Bogen	6	370	1130	627	272	111	538
2. Bogen	6	186	1334	699	400	163	592
SGA-3 6.-14. Lebenstag							
1. Bogen	6	394	1117	724	268	109	715
2. Bogen	6	600	1099	845	214	87	825

MW = Mittelwert, SA = Standardabweichung, SF = Standardfehler, N = Anzahl der Kinder, die 2B-Strukturen gezeigt haben

Ergebnisse

Tabelle 19: Mittlere Gesamtlänge 2B-Strukturen der SGA- und AGA-Gruppe nach Mittelung der Werte über gesamten Aufnahmezeitraum

	N	Min [ms]	Max [ms]	MW [ms]	SA [ms]	SF [ms]	Median [ms]
SGA	16	703	1819	1313	286	71	1260
AGA	37	547	1702	998	272	45	953

MW = Mittelwert, SA = Standardabweichung, SF = Standardfehler

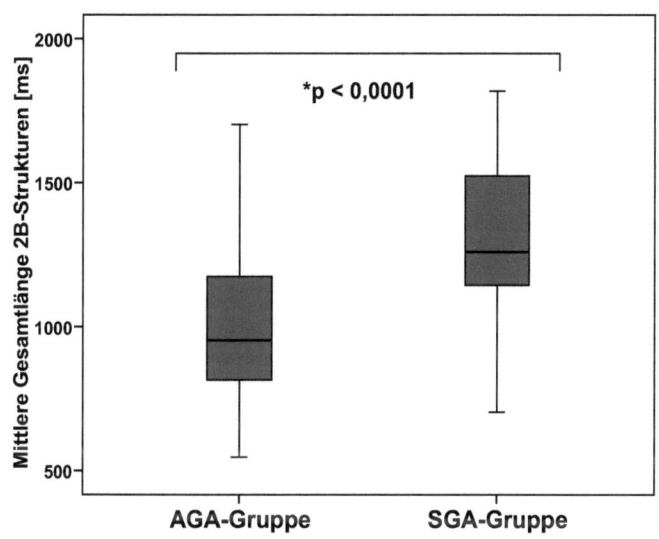

Abbildung 12: Mittlere Gesamtlänge der 2B-Strukturen in SGA- und AGA-Gruppe über den gesamten Aufnahmezeitraum

Ergebnisse

3.2.3 Gesamtlänge von Schreien mit komplexer Melodiestruktur

In die Untersuchung der mittleren Gesamtlänge komplexer Strukturen gingen die Werte aller mehrbögigen und segmentierten Schreie ein, also Schreie der Strukturkategorien 2B, 3B, MB, 1S, 2S, 3S, MS (vgl. Kap. 2.3.4).

Analog zum Vorgehen bei der Auswertung der Längen der Einzel- und Doppelbogenschreie wurden in Voruntersuchungen zunächst auch die Gesamtlängen auf Vorliegen von Entwicklungstrends geprüft. Da sich in der AGA-Gruppe keine signifikanten Veränderungen zeigten, wurde eine Mittelung der Werte für die gesamten ersten 2 Lebenswochen vorgenommen, wodurch sich die Kontrollgruppe zu einem standardisierten Vergleichskollektiv zusammenfassen ließ.

Der sich dadurch ergebende Mittelwert wurde als Referenzwert zur Beurteilung der SGA-Gruppe verwendet.

Die Verlaufsbeobachtung der Einzelschrei-Längenentwicklung innerhalb der Gesamt-SGA-Gruppe vom 1.-3. zum 4.-5. Lebenstag für die 11 der SGA-Kinder, die an beiden Aufnahmeterminen komplexe Melodiestrukturen in ihren Schreien aufwiesen, ergab keine signifikante Veränderung der Schreidauer (N = 11, Wilcoxon-Test: $p = 0,657$). Auch bei der Untersuchung der 4 Kinder der SGA-3-Gruppe, von denen komplexe Melodiestrukturen an allen drei Aufnahmeterminen (1.-3. / 4.-5. / 6.-14. d) vorhanden waren, ergaben sich keine signifikanten Mittelwertunterschiede in der Schreidauer der KM-Strukturen.

Anschließend wurden die Werte in der SGA-Gruppe für den gesamten Aufnahmezeitraum gemittelt und mit dem AGA-Vergleichskollektiv verglichen. Hierbei zeigte sich eine im Mittel um 174 ms längere Dauer der Einzelschreie mit komplexer Melodiestruktur für die SGA-Gruppe im Vergleich zur AGA-Gruppe (siehe Tabelle 21 und Abbildung 13). Statistisch signifikante Mittelwertunterschiede ergaben sich nicht (Mann-Whitney-Test: $p = 0,081$) bei großer interindividueller Schreilängen-Variabilität in dieser Altersgruppe.

Ergebnisse

Tabelle 20 gibt einen detaillierten Überblick über die Schreilängen in den jeweiligen Altersbereichen der Gesamt-SGA- und der SGA-3-Gruppe.

Tabelle 20: Gesamtlänge der komplexen Strukturen der gesamten SGA- und SGA-3-Gruppe in den einzelnen Altersbereichen

	N	Min [ms]	Max [ms]	MW [ms]	SA [ms]	SF [ms]	Median [ms]
SGA-Gruppe							
1.-3. d	11	913	2113	1410	381	115	1292
4.-5. d	16	703	1809	1315	323	81	1262
SGA-3-Gruppe							
1.-3.d	4	1231	2113	1613	425	212	1555
4.-5. d	6	1019	1809	1361	313	128	1299
6.-14. d	6	1308	2305	1671	379	155	1511

KG = Kontrollgruppe, MW = Mittelwert, SA = Standardabweichung, SF = Standardfehler, N = Anzahl der Kinder, die komplexe Melodiestrukturen gezeigt haben

Tabelle 21: Gesamtlänge der komplexen Strukturen der SGA- und AGA-Gruppe mit Mittelung der Werte für gesamten Aufnahmezeitraum

	N	Min [ms]	Max [ms]	MW [ms]	SA [ms]	SF [ms]	Median [ms]
AGA	37	552	1934	1188	349	57	1126
SGA	16	703	1926	1362	318	79	1315

KG = Kontrollgruppe, MW = Mittelwert, SA = Standardabweichung, SF = Standardfehler

Ergebnisse

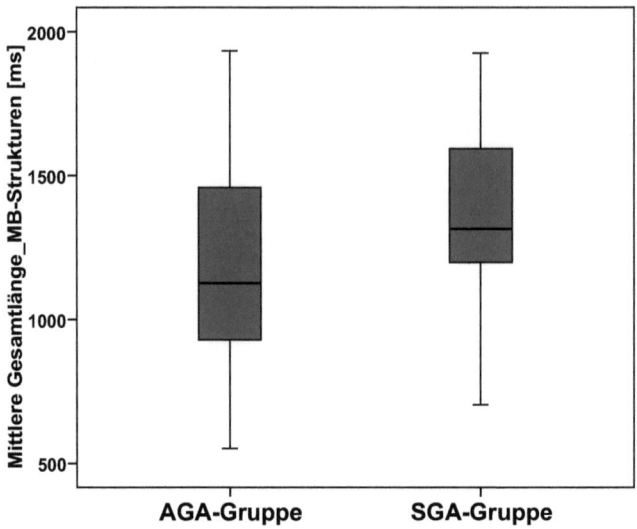

Abbildung 13: Mittlere Gesamtlänge der Schreie mit komplexer Melodiestruktur in SGA- und AGA-Gruppe über den gesamten Aufnahmezeitraum

Die Hypothese H2 konnte mit einer erhöhten Dauer der Schreie mit komplexer Melodiestruktur in der SGA-Gruppe im Vergleich zur AGA-Gruppe zumindest teilweise bestätigt werden, da sich nur tendenzielle und keine signifikanten Mittelwertunterschiede zwischen beiden Gruppen zeigten.

3.3 Untersuchung der Auftrittshäufigkeit der einzelnen Strukturtypen

Die im Folgenden aufgeführten Ergebnisse beschreiben die Häufigkeitsverteilungen der beobachteten Strukturtypen in den Schreien der SGA- und der AGA-Neugeborenen zu den drei Aufnahmezeitpunkten (1.-3. / 4.-

5 / 6.-14. Lebenstag). Dabei ist zu beachten, dass nur von 6 der 16 SGA-Neugeborenen Aufnahmen am 3. Zeitpunkt vorliegen (Kap. 3.3.4).

Bei der Untersuchung der Schreimelodien wurden einfache und komplexe Melodiestrukturen unterschieden. Schreie, die nur aus Einfachbögen (1B) bestehen, wurden als einfache Melodiestrukturen behandelt. Den komplexen Melodiestrukturen (KM) wurden die Strukturtypen 2B, 3B, MB, 1S, 2S, 3S, MS zugeordnet (siehe Kap. 2.3.4).

Diese einzelnen zu den komplexen Melodiestrukturen zusammengefassten Strukturtypen wurden bezüglich ihrer Auftrittshäufigkeit nicht separat beurteilt, da sie jeweils zu selten vorkommen. Durch ihre Zusammenfassung zu einer Gruppe komplexer Strukturen und ihrer Gegenüberstellung zur Gruppe der einfachen Strukturen konnten Entwicklungstendenzen über den Aufnahmezeitraum sinnvoller untersucht und zwischen Probanden- und Kontrollgruppe verglichen werden.

Dabei wurden die einfachen und komplexen Strukturtypen der Melodie zunächst für jedes einzelne Neugeborene zum jeweiligen Aufnahmezeitpunkt ermittelt. Im Anschluss daran erfolgte die Mittelung der Ergebnisse auf Gruppenebene.

Zur zusätzlichen Beurteilung der relativen Häufigkeit von Strukturelementen, deren Auftreten eine verminderte Regelungskapazität bei der Schreiproduktion anzeigen kann, wurden außerdem auffällige Inspirationslaute, Subharmonische sowie dysphonische Elemente untersucht und auf Gruppenebene gemittelt.

3.3.1 SGA-Neugeborene: Vergleich der Schreistruktur am 1.-3., 4.-5. und 6.-14. Lebenstag

Vergleicht man die relativen Häufigkeiten von Einfachbögen und Komplexen Strukturen, dann kommen die Einfachbögen (EB) mit 71% am ersten Aufnahmetermin (1.-3. Lebenstag) am häufigsten vor (siehe Abbildung 15).

Ergebnisse

Dies spiegelt sich auch in einem vergleichsweise geringen MCI (= Melody Complexity Index) wider (siehe Kap. 3.3.3).

Auch an den folgenden beiden Aufnahmeterminen (4.-5. sowie 6.-14. Lebenstag) bilden die Einfachbögen das häufigste Strukturmuster, allerdings nimmt ihre relative Häufigkeit mit zunehmendem Alter ab. So ist bereits von der ersten zur zweiten Aufnahme – also vom 1.-3. bis zum 4.-5. Lebenstag – eine Abnahme der relativen Häufigkeit der Einfachbögen auf 68% zu beobachten. Am 6.-14. Lebenstag sinkt der Anteil der Einfachbögen weiter auf 51%. Der Anteil der Komplexen Melodiestrukturen (KM) steigt entsprechend vom 1.-3. bis zum 4.-5. Lebenstag von 29% auf 32% leicht an.

Bis zum 3. Aufnahmetermin setzt sich der vom 1. zum 2. Aufnahmetermin beobachtete Entwicklungstrend weiter fort (siehe Abbildung 14). Der Anteil der Komplexen Strukturen entspricht jetzt bereits fast dem der EB-Strukturen.

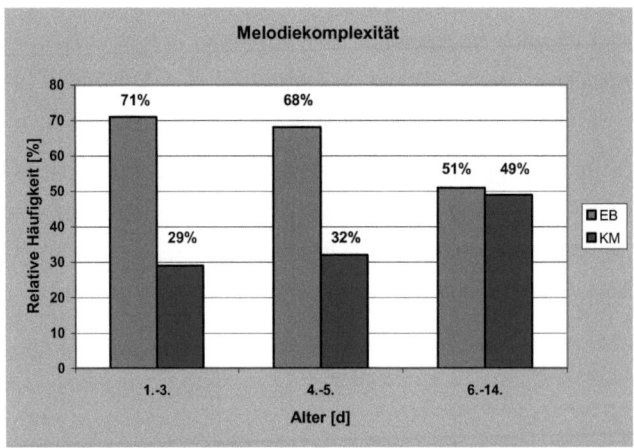

Abbildung 14: SGA-Neugeborene – Entwicklung der Melodiestruktur im Zeitraum der 3 Aufnahmetermine, *EB = Einfachbögen, KM = Komplexe Melodiestrukturen*

Parallel wird vom 1.-3. bis zum 4.-5. Lebenstag eine drastische Abnahme der relativen Häufigkeit des Strukturtyps „Rauschen" von 10,9% auf 3,6% und auffälliger Inspirationslaute von 34,5% auf 10,9% sichtbar. Diese Entwicklung verdeutlicht sich noch am 6.-14. Lebenstag mit nur noch 1,3% phonatorischem Rauschen und 4,4% auffälliger Inspirationslautbildungen (siehe Tabelle 22).

Das Vorkommen von Subharmonischen, das ebenso wie das Auftreten von phonatorischem Rauschen und auffälliger Inspirationslautbildung zu den Zeichen von Unreife in der Lautproduktionsregelung zählt (siehe Kap. 4.4), ist dagegen über die drei Aufnahmetermine relativ stabil. So steigt der Anteil an Subharmonischen von der ersten (56,4%) zur zweiten (64,6%) Aufnahme zunächst um ca. 8% an und fällt bei der dritten Aufnahme wieder leicht ab (60,1%), ohne den Wert der ersten Aufnahme zu unterschreiten.

Tabelle 22: SGA-Neugeborene – Relative Auftrittshäufigkeit auffälliger Inspirationslaute, Subharmonischer und dysphonischer Elemente (Mittelung auf Gruppenebene)

Alter [d]	Auffällige Inspirationslaute	Subharmonische	Dysphonische Elemente		
			Ganz	Mitte	Rand
1.-3.	34,5%	56,4%	10,9%	28,4%	4,3%
4.-5.	10,9%	64,6%	3,6%	25,3%	3,6%
6.-14.	4,4%	60,1%	1,3%	11,0%	7,0%

3.3.2 Vergleich der Melodieentwicklung zwischen SGA- und AGA-Neugeborenen

Vergleicht man die Auftrittshäufigkeit der einfachen und komplexen Melodie-Strukturtypen zwischen der SGA- und der AGA-Gruppe zu den drei Aufnahmeterminen findet man bei prinzipiell gleicher Entwicklungstendenz zu zunehmend komplexeren Schreimelodien auch deutliche Unterschiede (siehe Abbildung 15 bis Abbildung 17). So ist der Anteil der Einfachbögen in der SGA-Gruppe am 1. – 3. Lebenstag um 10% höher als in der AGA-Gruppe (71%

Ergebnisse

versus 61%). Obwohl die Häufigkeit von EB-Strukturen in den Schreien bei beiden Gruppen zum 4. – 5. Lebenstag abnimmt, vergrößert sich die Differenz zwischen den Gruppen (1.-3. d: 10%, 4.-5. d: 13% Differenz). Damit ist die Abnahme der EB-Strukturen in der AGA-Gruppe stärker als in der SGA-Gruppe. Die Differenz der Auftrittshäufigkeit von EB-Strukturen verringert sich leicht bis zum 6. – 14. Lebenstag (8%).

Die Komplexen Melodiestrukturen nehmen bei beiden Gruppen vom 1.-3. Lebenstag bis zum 6.-14. Lebenstag deutlich zu (29% auf 49% in SGA versus 39% auf 57% in AGA), ohne dass die SGA-Gruppe den Entwicklungsstand der AGA-Gruppe erreicht (siehe Abbildung 15 bis Abbildung 17).

Am 1.-3. Lebenstag beträgt die Differenz der Auftrittshäufigkeit zwischen EB- und KM-Strukturen in der SGA-Gruppe 42%, während sie in der AGA-Gruppe bei 22% liegt. Am 4.-5. Lebenstag verringert sich die Differenz bei der SGA-Gruppe leicht auf 36%. In der AGA-Gruppe beträgt die Differenz lediglich noch 10%. Die Zunahme der Melodie-Komplexität innerhalb der ersten Lebenstage ist damit in der AGA-Gruppe deutlich stärker. Die Analyse der Schreie, die am 6.-14. Lebenstag aufgezeichnet wurden, liefert bei der SGA-Gruppe annähernd gleiche Häufigkeiten von EB- und KM-Strukturen, während in der AGA-Gruppe der Anteil an KM-Strukturen überwiegt (vgl. Abbildung 17).

Zusammenfassend kann man sagen, dass sowohl bei den SGA-Neugeborenen als auch bei den AGA-Neugeborenen der Kontrollgruppe ein Entwicklungstrend von einfacheren hin zu komplexeren Melodiestrukturen ihrer Schreie sichtbar ist. Jedoch benötigt die SGA-Gruppe einen längeren Zeitraum, um den gleichen Entwicklungsstand wie die AGA-Gruppe zu erreichen.

Ergebnisse

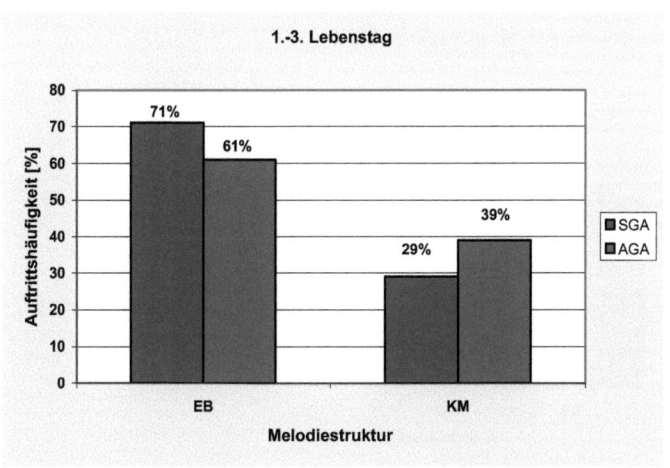

Abbildung 15: Relative Häufigkeit einfacher und komplexer Melodiestrukturen am 1. – 3. Lebenstag, *EB* = *Einfachbögen*, *KM* = *Komplexe Melodiestrukturen*

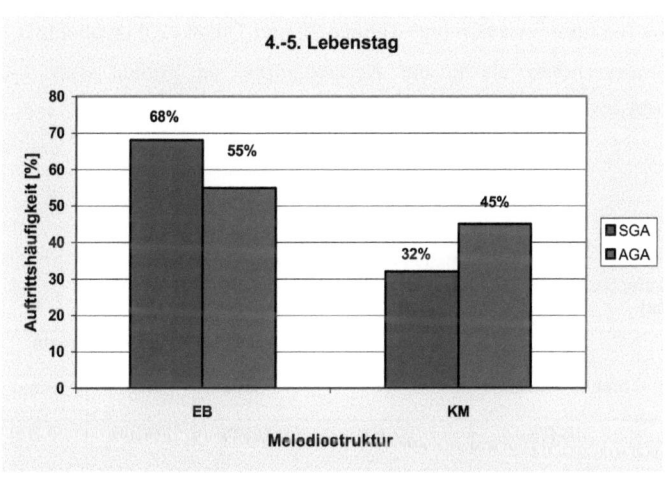

Abbildung 16: Relative Häufigkeit einfacher und komplexer Melodiestrukturen am 4. – 5. Lebenstag, *EB* = *Einfachbögen*, *KM* = *Komplexe Melodiestrukturen*

Ergebnisse

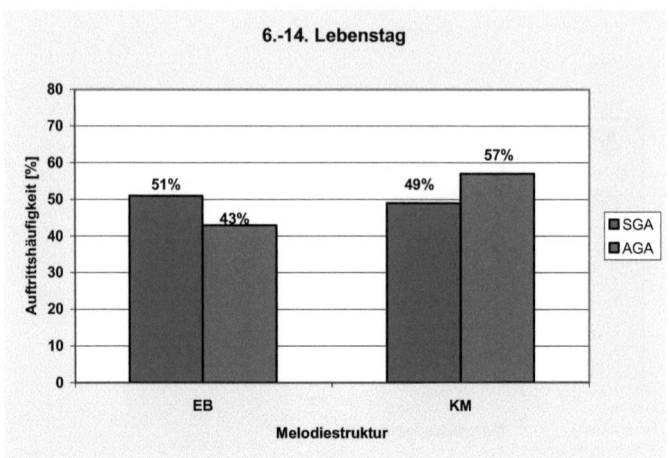

Abbildung 17: Relative Häufigkeit einfacher und komplexer Melodiestrukturen am 6. – 14. Lebenstag, *EB = Einfachbögen, KM = Komplexe Melodiestrukturen*

Der Anteil der Subharmonischen (vgl. Tabelle 22 und Tabelle 23) ist ebenfalls in der SGA-Gruppe höher als in der Kontrollgruppe im Verlauf vom 1.-3. Lebenstag (56,4% versus 27,6%) bis zum 6.-14. Lebenstag (64,6% versus 22,8%).

Tabelle 23: AGA-Kontrollgruppe – Relative Auftrittshäufigkeit auffälliger Inspirationslaute, Subharmonischer und dysphonischer Elemente (Mittelung auf Gruppenebene)

Alter [d]	Auffällige Inspirationslaute	Subharmonische	Dysphonische Elemente		
			Ganz	Mitte	Rand
1.-3.	48,8%	27,6%	8,0%	26,3%	7,6%
4.-5.	42,5%	22,8%	10,3%	19,9%	6,6%
6.-14.	39,0%	17,3%	3,7%	19,3%	7,5%

Ergebnisse

3.3.3 Untersuchung des MCI

Die Analyse potenzieller Veränderungen des MCI (Melody Complexity Index) über die 3 Aufnahmetermine wurde durchgeführt, da der MCI eine einfache dimensionslose Maßzahl zur Beurteilung der Komplexität der Schreistruktur liefert und somit eine geeignete Ergänzung zu der in Kap. 3.3.2 dargestellten Häufigkeitsanalyse ist. Der MCI ergibt sich aus dem Verhältnis der Häufigkeit von Schreien komplexer Melodiestruktur (KM) und der Summe aus der Häufigkeit der Schreie mit einfachen und komplexen Strukturen [MCI = KM/(EB+KM)]. Das heißt, je mehr Komplexe Strukturen im Verhältnis zu Einfachbögen in den Schreimelodien auftreten, desto größer ist der MCI.

Zunächst wurden die Verteilungseigenschaften der MCI-Mittelwerte für beide Gruppen geprüft. In beiden Gruppen liegt bezüglich der Verteilung der MCI-Werte keine Normalverteilung vor.

In der Untersuchung der MCI-Werte der AGA- sowie der gesamten SGA-Gruppe im Verlauf der Aufnahmetermine zeigen sich keine statistisch signifikanten Mittelwertunterschiede. Beim Vergleich der MCI-Werte der SGA- mit der AGA-Gruppe ergeben sich ähnliche Werte für beide Gruppen. Wie schon in den relativen Häufigkeitsverteilungen der Strukturtypen lässt sich jedoch eine gewisse Entwicklungslatenz der SGA-Gruppe erkennen. So liegen die Mittelwerte der MCI-Werte in der SGA-Gruppe auch vom 1.-3. Lebenstag bis zum 6.-14. Lebenstag unter denen der AGA-Gruppe (siehe Tabelle 24 bis Tabelle 26).

Tabelle 24: MCI-Werte am 1. – 3. Lebenstag in SGA-/SGA-3- und AGA-Gruppe

	N	Min	Max	MW	SA	SF	Median
SGA	16	0,00	0,68	0,28	0,19	0,05	0,30
SGA-3	6	0,00	0,68	0,28	0,26	0,11	0,19
AGA	23	0,00	0,83	0,34	0,21	0,04	0,33

MW = Mittelwert, SA = Standardabweichung, SF = Standardfehler des Mittelwertes

Tabelle 25: MCI-Werte am 4. – 5. Lebenstag in SGA-/SGA-3- und AGA-Gruppe

	N	Min	Max	MW	SA	SF	Median
SGA	16	0,05	0,76	0,32	0,18	0,04	0,31
SGA-3	6	0,11	0,76	0,39	0,23	0,09	0,35
AGA	15	0,00	0,94	0,44	0,30	0,08	0,46

MW = Mittelwert, SA = Standardabweichung, SF = Standardfehler des Mittelwertes

Tabelle 26: MCI-Werte am 6. – 14. Lebenstag in SGA-3- und AGA-Gruppe

	N	Min	Max	MW	SA	SF	Median
SGA-3	6	0,16	0,74	0,49	0,23	0,10	0,53
AGA	15	0,39	1,00	0,61	0,18	0,05	0,64

MW = Mittelwert, SA = Standardabweichung, SF = Standardfehler des Mittelwertes

Abbildung 18 zeigt die Entwicklung des MCI in der gesamten SGA-Gruppe vom 1.-3. Lebenstag bis zum 4.-5. Lebenstag anhand eines Boxplotdiagramms. Die waagerechten Linien markieren die Medianwerte der AGA-Gruppe am 1.-3. Lebenstag. Obwohl für die MCI-Wert-Zunahme aufgrund der kleinen Stichprobengröße keine statistisch signifikanten Mittelwertunterschiede bestehen (Wilcoxon-Test: p = 0,215), ist bei den SGA-Neugeborenen mit niedrigen MCI-Werten an der Abnahme des Interquartilranges eine deutliche Entwicklung vom 1.-3. Lebenstag bis zum 4.-5. Lebenstag zu erkennen (vgl. Abbildung 18 Mitte, rote Boxen). Dabei handelt es sich um die Werte der Neugeborenen AC, AD, AF und AJ, die sich am 4.-5. Lebenstag denen der übrigen SGA-Neugeborenen angeglichen haben. Drei dieser vier Neugeborenen haben drei Aufnahmetermine (längerer Klinikaufenthalt) und gehören zur SGA-3-Gruppe (AD, AF, AJ).

Zusätzlich wurde in Abbildung 18 mit den MCI-Werten der 6 Kinder aus der SGA-3-Gruppe, von denen 3 Aufnahmen existieren, ein separates, äquivalent gestaltetes Boxplotdiagramm erstellt. Bei diesen Probanden der SGA-3-Gruppe zeigt sich eine rasante Entwicklung mit signifikanter MCI-Wert-Zunahme über den Untersuchungszeitraum (Friedman-Test: p = 0,030; Wilcoxon-Test: p = 0,016, exakt signifikant einseitig). Während am 1.-3. Lebenstag der mittlere MCI-Wert mit 0,19 noch sehr niedrig liegt im Vergleich zur AGA- und auch zur gesamten SGA-Gruppe, erhöht sich der Wert mit zunehmendem Alter und nähert sich am 6.-14. Lebenstag der AGA-Gruppe deutlich an (Median AGA: 0,64, Median SGA-3: 0,53). Die Unterschiede zur AGA-Gruppe sind im gesamten Aufnahmezeitraum aufgrund der kleinen Stichprobe statistisch nicht signifikant (Mann-Whitney-Test: 1.-3. d: p = 0,445, 4.-5. d: p = 0,791, 6.-14. d: p = 0,47). Aufgrund der tendenziellen Unterschiede in der relativen Häufigkeit komplexer Melodietypen zwischen SGA- und AGA-Gruppe mit einer leichten Entwicklungstendenz der SGA-Gruppe ist die Hypothese H3 zumindest teilweise bestätigt.

Ergebnisse

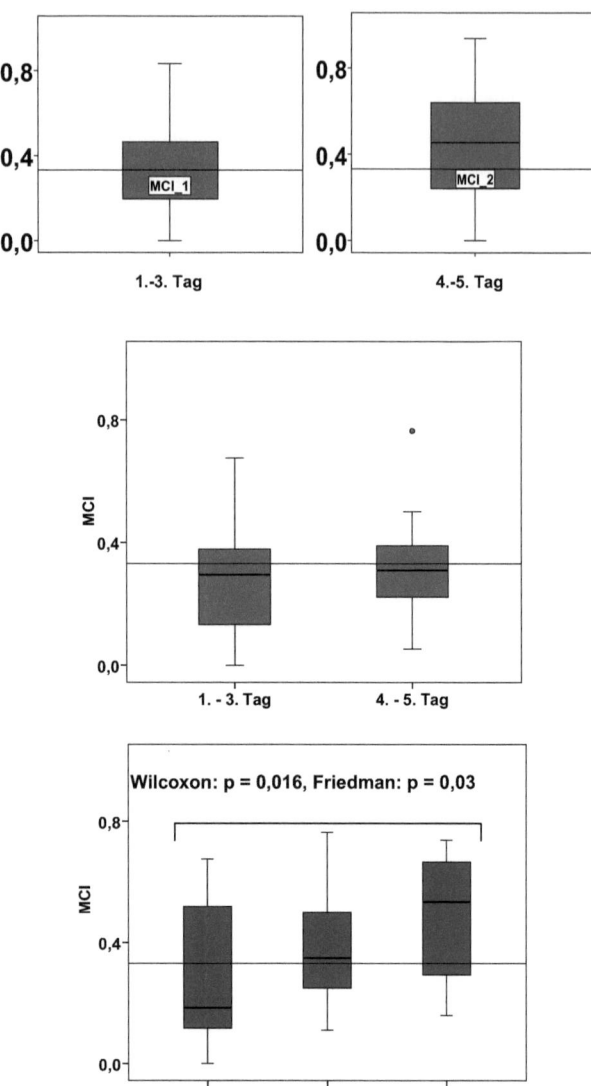

Abbildung 18: MCI der gesamten SGA-Gruppe am ersten und zweiten Aufnahmetermin (Mitte, rote Boxplots, N=16) mit Referenzwerten der AGA-Gruppe (oben, grüne Boxplots); unten mit violetten Boxplots der MCI-Verlauf der SGA-3-Gruppe (N=6); waagerechte Linie im SGA- und im SGA-3- Diagramm entspricht Medianwert der AGA-Gruppe am 1.-3. Lebenstag, Erläuterung siehe Text

Ergebnisse

3.3.4 Zusammenhang von Klinikverweildauer und Schreistruktur – Vergleich SGA-2-Gruppe mit SGA-3-Gruppe

Wie in Kapitel 3.2 beschrieben, erfolgte aufgrund der Heterogenität innerhalb der SGA-Gruppe bezüglich der Klinikverweildauer und damit der Anzahl der Lautaufnahmen eine weitere Unterteilung der SGA-Neugeborenen. Dadurch ergaben sich eine SGA-2-Gruppe, mit insgesamt 2 Aufnahmen, und eine SGA-3-Gruppe, mit insgesamt 3 Aufnahmen. Da die Dauer des Klinikaufenthaltes den klinischen Allgemeinzustand der Neugeborenen reflektiert und sich daher die SGA-3-Gruppe aus klinisch instabileren Neugeborenen zusammensetzt als die SGA-2-Gruppe, erfolgt an dieser Stelle ein Vergleich der Melodiestruktur zwischen der SGA-2-Gruppe und der SGA-3-Gruppe für den 1.-3. Lebenstag und den 4.-5. Lebenstag.

Tabelle 27 gibt einen Überblick über die klinischen Merkmale der SGA-3-Neugeborenen. Bei der Untersuchung der klinischen Merkmale auf Gemeinsamkeiten zeigt sich, dass sich 4 von 5 Müttern der SGA-3-Neugeborenen (Kind AF und AG sind Zwillinge, deshalb 5 Mütter bei 6 Neugeborenen) vor der Schwangerschaft einer Sterilitätsbehandlung unterziehen mussten. Außerdem sind 4 der 6 Neugeborenen Zwillingskinder und sind 5 der 6 Neugeborenen durch primäre Sectio caesaria entbunden worden.

Tabelle 27: SGA-3-Gruppe mit klinischen Daten

PC	GBGW [g]	Perz. GBGW	Modus	Kind	Mutter
AD	1875	< 3.	1	Mekonium im Fruchtwasser, Maskenbeatmung postnatal, 2. Zwilling einer **Geminigravidität** mit IUGR, grenzwertige asymptomatische postnatale Hypoglykämie	> 35 Jahre alt, Z. n. **Sterilitätsbehandlung**, V. a. Plazentainsuffizienz
AF	2290	> 10.	1	1. Zwilling einer **Geminigravidität**, Zwilling von AG, Beckenendlage	Blutungen vor 28. SSW., Z. n. **Sterilitätsbehandlung**
AG	2270	> 10.	1	2. Zwilling einer **Geminigravidität**, Zwilling von AF, Beckenendlage	Blutungen vor 28. SSW., Z. n. **Sterilitätsbehandlung**
AH	2510	< 10.	1	Beckenendlage	Alter = 35 Jahre, Colitits ulcerosa, Z. n. Spontanabort 11. SSW
AJ	2145	< 10.	1	Beckenendlage, Oligohydramnion	Plazentainsuffizienz, Z. n. **Sterilitätsbehandlung**
AL	1640	< 10.	3	Geminigravidität	Hypothyreose, Z. n. **Sterilitätsbehandlung**, Blutungen vor 28. SSW, isthmozervikale Insuffizienz

PC = Probandencode; **fette Markierung** = mehrfach auftretende Merkmale innerhalb der SGA-3-Gruppe, GBGW = Geburtsgewicht; Perz. = Einlings-Perzentile (nach Voigt et al. 2002) bzw. Zwillings-Perzentile (nach Voigt et al. 1996), 1 = primäre Sectio caesaria, 2 = sekundäre Sectio caesaria, 3 = Spontanpartus

Bei den SGA-2-Neugeborenen zeigt sich, dass 7 der 10 Neugeborenen durch spontane Entbindung zur Welt gekommen sind. Ansonsten ergibt sich unter den Daten der SGA-2-Neugeborenen (Tabelle 28) keine Häufung bestimmter klinischer Merkmale. Beim Vergleich zwischen den absoluten Geburtsgewichten beider Gruppen fällt auf, dass in der SGA-2-Gruppe alle Gewichte bei Werten > 2300 g liegen, während in der SGA-3-Gruppe bis auf Kind AH (2510 g) alle Neugeborenen ein Geburtsgewicht < 2300 g haben.

Ergebnisse

Tabelle 28: SGA-2-Gruppe mit klinischen Daten

PC	GBGW [g]	Perz. GBGW	Modus	Kind	Mutter
AA	2310	< 10.	2	pathologisches CTG, Mekonium im Fruchtwasser	vorzeitige Wehentätigkeit, Anorexie, Z. n. Mangelgeburt 2003 (SGA-Kind), pathologisches CTG
AB	2875	< 10.	3	pathologisches CTG, Nabelschnurumschlingung des Halses mit Kompression der Nabelschnur, Oligohydramnion, perinatale Asphyxie	> 35 Jahre alt, Z. n. Sectio, 2 Totgeburten in Anamnese, Nikotinabusus, besondere soziale Belastung, Überschreitung des Geburtstermins, Z. n. perniziöser Anämie, Z. n. Cholezystektomie
AC	2730	< 10.	3	Mekonium im Fruchtwasser	Blutungen vor 28. SSW, familiäre Belastung: erhöhte Leberwerte, kardiale Arrhythmie mit Vorhofseptumdefekt, Z. n. Herzvitium-OP, Vorhofseptumdefekt
AE	2460	> 10.	3	1. Zwilling einer Geminigravidität	isthmozervikale Insuffizienz, vorzeitige Wehentätigkeit, Z. n. Frühgeburt, rasche Schwangerschaftsfolge (< 1 Jahr), besondere psychische und soziale Belastung
AI	2600	< 10.	3		Z. n. Sterilitätsbehandlung, Präeklampsie, Adnexitis, Hypertonie, Diabetes mellitus Typ II, besondere soziale Belastung, Adipositas
AK	2535	> 10.	1	Beckenendlage, Bradykardien postnatal, Geminigravidität	Komplikationen bei vorausgegangenen Entbindungen
AM	2530	< 10.	3		V. a. Plazentainsuffizienz, Nikotinabusus, Z. n. Schilddrüsenteilresektion, Dauermedikation mit Thyroxin 150 µg
AN	2430	< 3.	?	Geburtseinleitung bei Wachstumsstillstand	Bis 2003 Bulimie, Z. n. Spontanabort, Antibiose peripartal mit 2X Ampicillin 2,0g
AO	2520	< 10.	3		Z. n. schwerem Verkehrsunfall 1997: 4 Wochen Koma, Leber-Milz-Riß
AP	2365	< 3.	3		V. a. Plazentainsuffizienz

PC = Probandencode; GBGW = Geburtsgewicht; Perz. = Einlings-Perzentile (nach Voigt et al. 2002) bzw. Zwillings-Perzentile (nach Voigt et al. 1996), 1 = primäre Sectio caesaria, 2 = sekundäre Sectio caesaria, 3 = Spontanpartus

Ergebnisse

Am 1.-3. Lebenstag (Abbildung 19) zeigen sich annähernd gleiche Ergebnisse der relativen Auftrittshäufigkeit der Melodiestrukturtypen für die SGA-3-Gruppe und für die SGA-2-Gruppe. So ist in der SGA-3-Gruppe der Anteil an EB mit 72% nur um 2% höher als in der SGA-2-Gruppe. Der Anteil komplexer Melodiestrukturen ist somit auch für beide Gruppen annähernd gleich (28% versus 30%).

In der Entwicklung zum 4.-5. Lebenstag (Abbildung 20) ergibt sich in der SGA-3-Gruppe eine Abnahme der EB von 72% auf 64%, während die EB in der SGA-2-Gruppe noch von 70% auf 75% zunehmen. Damit liegen in der SGA-3-Gruppe die Häufigkeitsanteile einfacher Strukturen um 11% niedriger als in der SGA-2-Gruppe. Die komplexen Melodiestrukturen haben gleichzeitig in der SGA-3-Gruppe deutlich zugenommen (von 28% auf 36%) und sich bei der SGA-2-Gruppe verringert (von 30% auf 25%).

Zusammenfassend kann man sagen, dass die Häufigkeitsanalyse der SGA-3- und der SGA-2-Gruppe am 1.-3. Lebenstag nur sehr geringfügige Unterschiede liefert. Dagegen ist am 4.-5. Lebenstag in der SGA-3-Gruppe eine deutlichere Entwicklung als in der SGA-2-Gruppe zu sehen. So nimmt die Komplexität der Melodiestruktur am 4.-5. Lebenstag in der SGA-3-Gruppe zu, während sie in der SGA-2-Gruppe noch abnimmt.

Ergebnisse

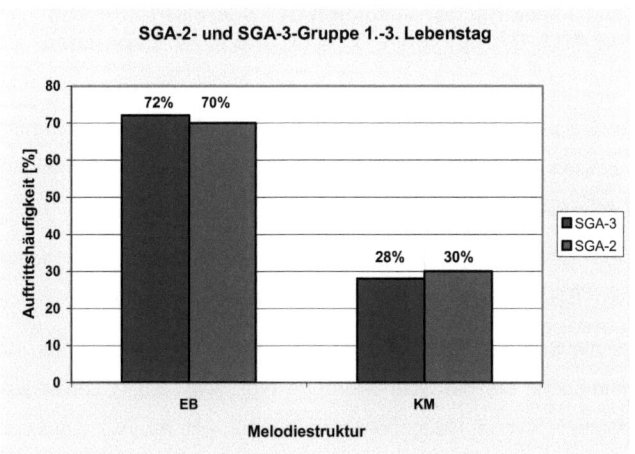

Abbildung 19: Melodiestruktur der SGA-3-Gruppe am 1.-3. Lebenstag im Vergleich zur SGA-2-Gruppe, *EB = Einfachbögen, KM = Komplexe Strukturen*

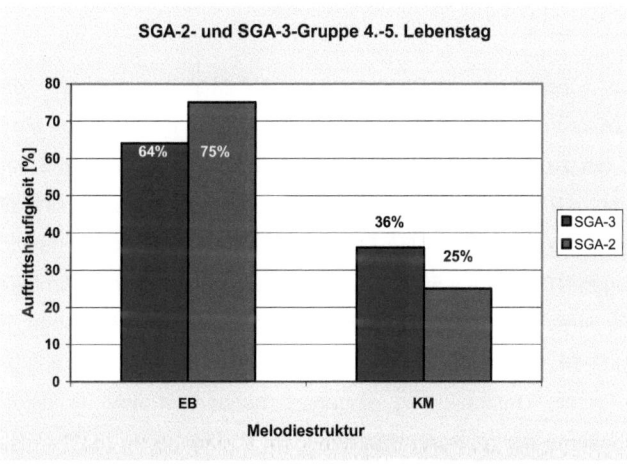

Abbildung 20: Melodiestruktur der SGA-3-Gruppe am 4.-5. Lebenstag im Vergleich zur SGA-2-Gruppe, *EB = Einfachbögen, KM = Komplexe Strukturen*

Ergebnisse

3.3.5 Geschlechtsspezifischer Vergleich der Schreistruktur von SGA- und AGA-Gruppe am 1.-3., 4.-5. und 6.-14. Lebenstag

Im Geschlechter-Vergleich wurde die Verteilung der Strukturmerkmale bei den Mädchen und Jungen der SGA-Gruppe im Unterschied zum jeweils gleichen Geschlecht der AGA-Gruppe analysiert.

Am dritten Aufnahmetermin wurde nur die Entwicklung der Mädchen betrachtet, weil von nur einem SGA-Jungen ein dritter Aufnahmetermin existiert.

Weiterhin wurde die Schreistruktur der SGA-Mädchen im Vergleich zu der der SGA-Jungen untersucht. Da die SGA-3-Gruppe (vgl. Kap. 3.3.4) vorwiegend aus Mädchen besteht (5 von 6 Neugeborenen: AD, AG, AH, AJ, AL), wurde der geschlechtsspezifische Vergleich noch weiter differenziert. So wurden die Häufigkeiten der Melodiestrukturen der SGA-Jungen neben dem Vergleich mit den gesamten SGA-Mädchen noch gesondert im Vergleich mit den SGA-3-Mädchen sowie mit den SGA-2-Mädchen untersucht.

Der Vergleich zwischen SGA- und AGA-Mädchen über den Untersuchungszeitraum (siehe Abbildung 21 bis Abbildung 23) zeigt einen gleichen Trend hin zu zunehmend komplexen Strukturen, allerdings mit dem Unterschied, dass die SGA-Mädchen in ihrer Entwicklung langsamer sind als die AGA-Mädchen. So weisen die SGA-Mädchen am 1. – 3. Lebenstag deutlich mehr Einfachbögen (73% versus 58%) und damit gleichzeitig weniger komplexe Strukturen (27% versus 42%) in ihren Schreien auf als die AGA-Mädchen. Im Verlauf bis zum 6.-14. Lebenstag, an dem nur noch die SGA-Mädchen aus der SGA-3-Gruppe in die Untersuchung eingehen, beobachtet man in beiden Gruppen die Abnahme der relativen Häufigkeit von Einfachbögen (55% versus 43%) zugunsten der Zunahme komplexer Melodiestrukturen (45% versus 57%), jedoch erreichen die SGA-Mädchen den hohen Melodie-Komplexitätsgrad der AGA-Mädchen nicht.

Vergleichbares ergab die Analyse der SGA- und der AGA-Jungen (siehe Abbildung 24 und Abbildung 25). Auch hier sieht man in Probanden- und

Ergebnisse

Kontrollgruppe eine Reduktion der Einfachbögen vom 1. – 3. Lebenstag (68% versus 63%) bis zum 4. – 5. Lebenstag (67% versus 50%) mit Produktion zunehmend komplexerer Strukturen (1.-3. d: 32% versus 37%; 4.-5. d: 33% versus 50%), wobei diese Entwicklung bei den SGA-Jungen nur tendenziell angedeutet ist.

Die geschlechtsspezifische Analyse zeigt bei den SGA-Jungen und -Mädchen eine ähnliche Verteilung der einfachen und komplexen Melodiestrukturen. Im Verlauf der ersten Lebenswoche weisen beide Geschlechter die beobachtete Entwicklungstendenz von vorwiegend einfachen zu immer häufiger erzeugten komplexen Melodiestrukturen auf, wobei die Jungen am 1.-3. Lebenstag (68% EB und 32% KM) den Mädchen (73% EB und 27% KM) bezüglich der relativen Häufigkeit erzeugter komplexer Strukturen leicht voraus sind. Am 4.-5. Lebenstag ist das Verhältnis einfacher und komplexer Strukturen bei den Jungen nahezu unverändert (67% EB und 33% KM), während die Mädchen neben einfachen Melodiestrukturen deutlich gehäuft auch komplexe Strukturen produzieren (69% EB und 31% KM), so dass der Entwicklungsunterschied aufgehoben ist.

Bei der Untersuchung der relativen Häufigkeit der Melodiestrukturen der SGA-Jungen im Vergleich mit den SGA-3-Mädchen ergeben sich für beide Geschlechter annähernd gleiche Ergebnisse (Abbildung 26, Abbildung 27). Am 1.-3. Lebenstag liegt der Anteil der EB-Strukturen bei den SGA-3-Mädchen mit 69% nur um 1% höher als bei den Jungen. Dementsprechend sind die Anteile der KM-Strukturen mit 31% bei den SGA-3-Mädchen und 32% bei den SGA-Jungen ebenfalls annähernd gleich hoch. Am 4.-5. Lebenstag zeigen die Jungen wie oben erwähnt fast keine Entwicklung, während die SGA-3-Mädchen einen verminderten Anteil an EB- und erhöhten Anteil an KM-Strukturen aufweisen (EB: 69% auf 62%, KM: 31% auf 38%).

Die SGA-2-Mädchen zeigen am 1.-3. Lebenstag 77% EB-Strukturen bei 23% KM-Strukturen (Abbildung 28) und liegen damit unterhalb der

Ergebnisse

Melodiekomplexität der SGA-Jungen (68% EB und 32% KM) sowie der gesamten SGA-Mädchen (73% EB und 27% KM). Zum 4.-5. Lebenstag findet bei SGA-2-Mädchen ähnlich wie bei den SGA-Jungen kaum eine Entwicklung der Melodiestrukturen statt (Abbildung 29) mit minimal erhöhten Werten für EB (77% auf 78%) und minimal verminderten Werten für KM (23% auf 22%). Im Vergleich zu den Jungen weisen die SGA-2-Mädchen auch am 4.-5. Lebenstag höhere Anteile an einfachen Melodiestrukturen (78% versus 67%) und niedrigere Anteile an komplexen Melodiestrukturen auf (22% versus 33%).

Zusammenfassend kann festgestellt werden, dass nur die SGA-3-Mädchen innerhalb der SGA-Gruppe im Verlauf vom 1.-3. zum 4.-5. Lebenstag zunehmend komplexere Melodiestrukturen zeigen, während die SGA-Jungen und die SGA-2-Mädchen keine Entwicklung aufweisen. Die oben beschriebene gleichartige – wenn auch langsamere – Entwicklung der SGA-Mädchen-Gruppe im Vergleich zu der AGA-Mädchen-Gruppe wird also fast ausschließlich durch die SGA-3-Mädchen in der Gruppe bewirkt.

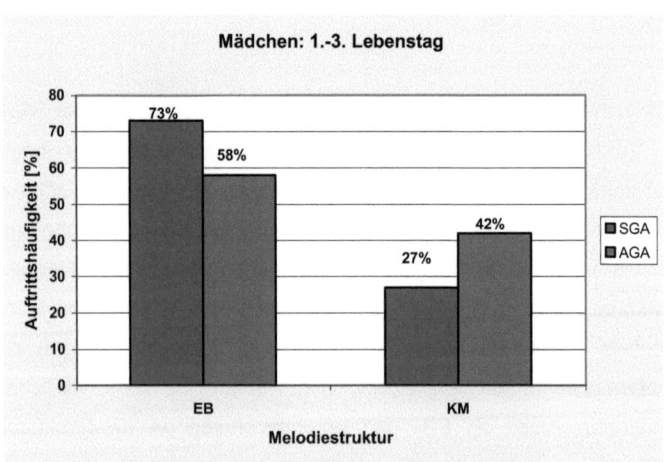

Abbildung 21: Melodiestruktur der Mädchen am 1.-3. Lebenstag, *EB = Einfachbögen, KM = Komplexe Melodiestrukturen*

Ergebnisse

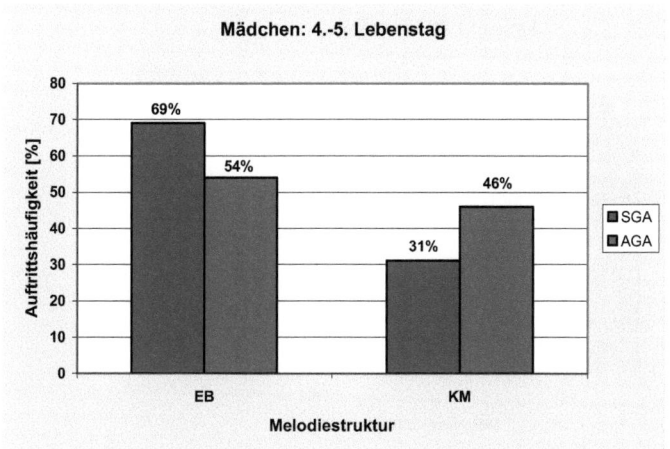

Abbildung 22: Melodiestruktur der Mädchen am 4.-5. Lebenstag, *EB = Einfachbögen, KM = Komplexe Melodiestrukturen*

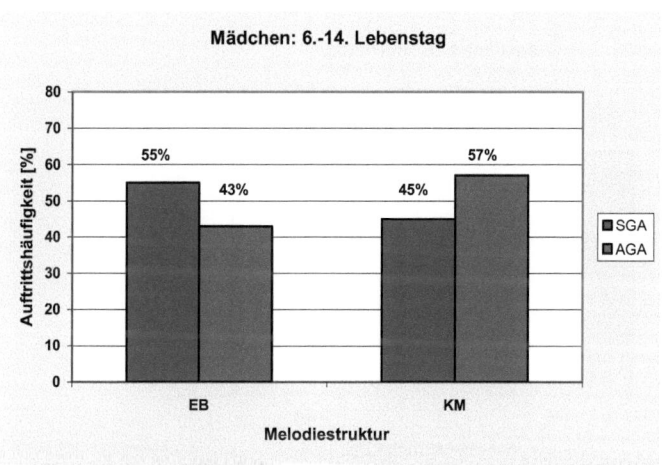

Abbildung 23: Melodiestruktur der Mädchen am 6.-14. Lebenstag, *EB = Einfachbögen, KM = Komplexe Melodiestrukturen*

Ergebnisse

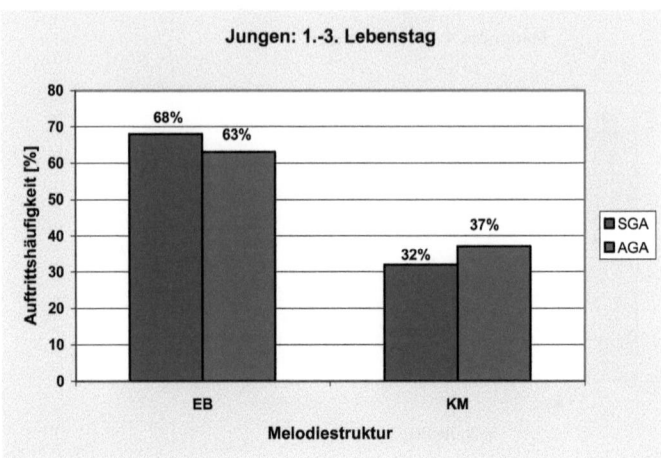

Abbildung 24: Melodiestruktur der Jungen am 1.-3. Lebenstag, *EB = Einfachbögen, KM = Komplexe Melodiestrukturen*

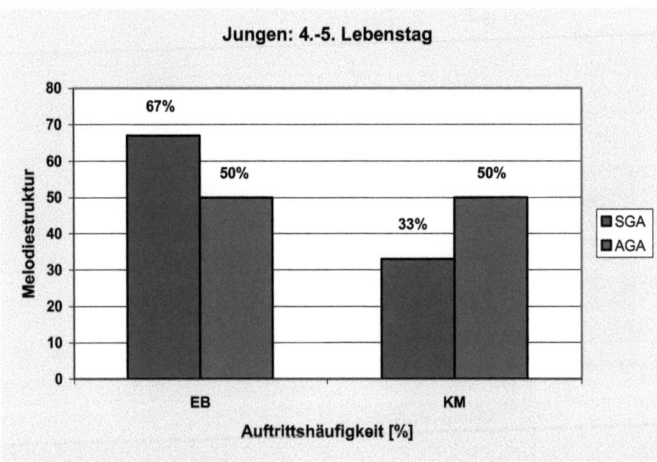

Abbildung 25: Melodiestruktur der Jungen am 4.-5. Lebenstag, *EB = Einfachbögen, KM = Komplexe Melodiestrukturen*

Ergebnisse

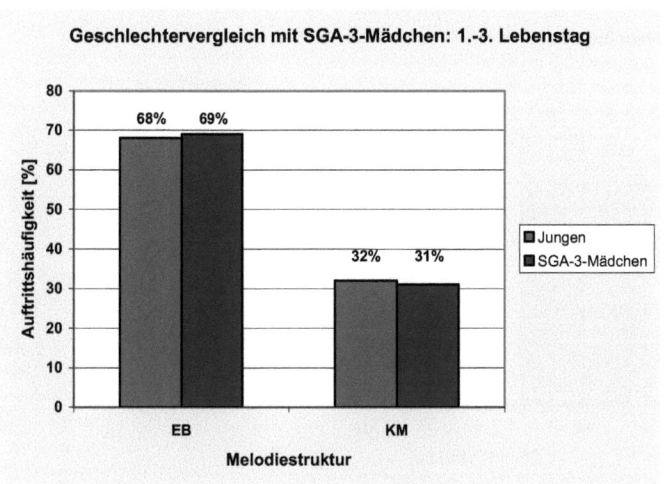

Abbildung 26: Melodiestruktur der SGA-Jungen im Vergleich mit den SGA-3-Mädchen am 1.-3. Lebenstag, EB = Einfachbögen, KM = Komplexe Melodiestrukturen

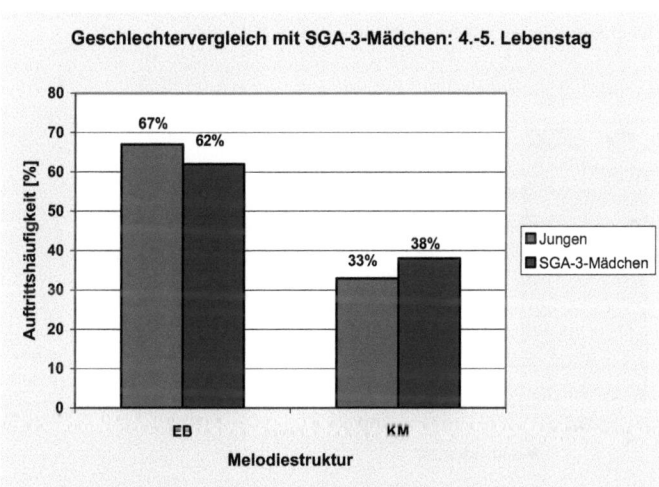

Abbildung 27: Melodiestruktur der SGA-Jungen im Vergleich mit den SGA-3-Mädchen am 4.-5. Lebenstag, EB = Einfachbögen, KM = Komplexe Melodiestrukturen

Ergebnisse

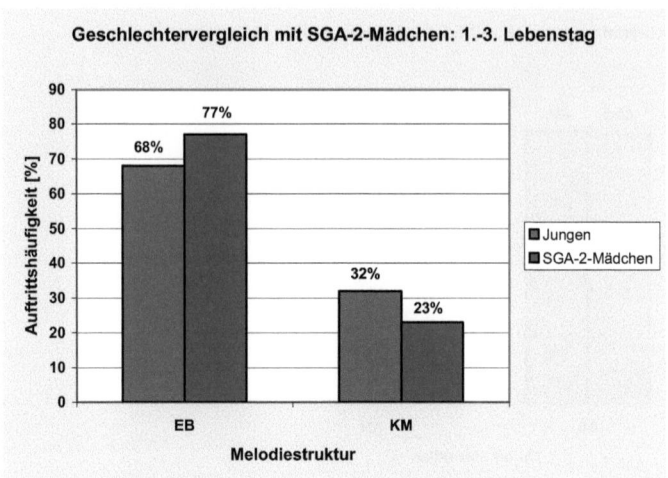

Abbildung 28: Melodiestruktur der SGA-Jungen im Vergleich mit den SGA-2-Mädchen am 1.-3. Lebenstag, *EB = Einfachbögen, KM = Komplexe Melodiestrukturen*

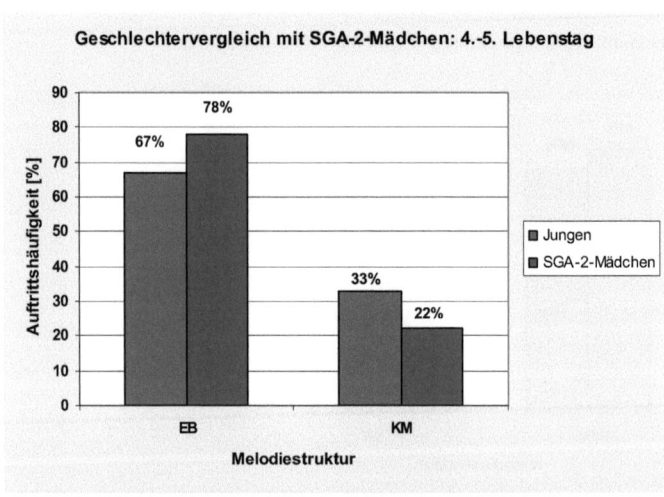

Abbildung 29: Melodiestruktur der SGA-Jungen im Vergleich mit den SGA-2-Mädchen am 4.-5. Lebenstag, *EB = Einfachbögen, KM = Komplexe Melodiestrukturen*

4 Diskussion

4.1 Besonderheiten in der Entwicklung SGA-Neugeborener

Eine intrauterine Wachstumsretardierung ist die Folge eines multifaktoriellen Geschehens, bei dem insbesondere ein Nährstoff- und/oder Sauerstoffmangel in Folge einer Plazentainsuffizienz, z. B. bei Alkohol- und Nikotinabusus oder bei Erkrankungen der Schwangeren, von Bedeutung zu sein scheint (Gortner et al. 2001). Die Folge dieser pränatalen Bedingungen ist die Geburt eines Neugeborenen, das in Relation zu seinem Gestationsalter zu geringe somatische Maße aufweist („small-for-gestational-age"-Neugeborenes = SGA-Neugeborenes).

Die Mehrzahl der wissenschaftlichen Studien bei wachstumsretardierten Neugeborenen konzentriert sich auf Untersuchungen SGA-Frühgeborener und hier vor allem VLBW-Neugeborener („Very-low-birth-weight-Infants" mit Geburtsgewicht < 1500 g). Für diese Patientengruppe sind die Befunde hinsichtlich der psychomotorischen und kognitiven Langzeitentwicklungsprognose heterogen und die Ansichten kontrovers. Während es Studien gibt, die keine Unterschiede zu AGA-Frühgeborenen gefunden haben (Calame et al. 1983, Schaap et al. 1997), ergaben andere neurologische Beeinträchtigungen und verminderte Intelligenz-Indices für SGA-Frühgeborene (Smedler et al. 1992, McCarton et al. 1996, Hutton et al. 1997, Kok et al. 1998). Gortner et al (2001) fanden aber bei SGA-Frühgeborenen von 33-34 vSSW in den ersten beiden Lebensjahren keine Unterschiede in den Griffiths-Scales zu AGA-Frühgeborenen desselben Gestationsalters (Speer und Gahr 2005).

Als ein wesentliche Grund für die kontroversen Daten auf dem Gebiet der Langzeitprognose bei wachstumsretardierten Neugeborenen werden

Diskussion

methodologische Faktoren und Patientencharakteristika in der Literatur diskutiert (z. B. McCarton et al. 1996). Dazu zählen Faktoren wie die Definition von SGA, die Größe der Stichprobe, der Umfang von Gestationsalter- und Geburtsgewichtvariationen in der Stichprobe sowie die Dauer der Langzeitbeobachtung und die Auswahl der Testverfahren.

Viggedal et al. (2004) raten aber, die Sprachentwicklung SGA-Neugeborener engmaschig zu überwachen, um ggf. Sprach-Frühförderungsprogramme einleiten zu können. Diese sind aufgrund der zerebralen Plastizität des kindlichen Gehirns umso wirksamer, je früher mit ihnen begonnen wird. Auf die Notwendigkeit einer solchen präventiven und ggf. folgenden therapeutischen Maßnahme weisen auch die Untersuchungsergebnisse zu Sprachverständnis und –produktion bei ehemaligen VLBW-Kindern im Alter von 2-6 Jahren hin (Jansson-Verkasalo et al. 2003, Jansson-Verkasalo et al. 2004a, Jansson-Verkasalo et al. 2004b).

In Zusammenhang mit den Schreieigenschaften SGA-Neugeborener, die in der vorliegenden Arbeit untersucht wurden, ist aus medizinischer Sicht unter anderem das pulmonale System von Bedeutung. Denn bei der Lautproduktion ist eine präzise Kontrolle der Atemfunktion und damit der respiratorischen Mechanismen notwendig, um bestimmte Frequenzmodulationen (Melodiestrukturen) erzeugen zu können (McLarnon und Hewitt 1999).

Zwischen SGA- und AGA-Säuglingen sind Unterschiede hinsichtlich des Atemrhythmus bekannt. So fanden sich bei SGA-Säuglingen signifikant mehr zentrale Atempausen und ein höherer Apnoe-Index während des Schlafs als in der Vergleichsgruppe (Curzi-Dascalova et al. 1996). Curzi-Dascalova und Kollegen (1996) postulieren, dass diese Auffälligkeiten mit der intrauterinen Wachstumsretardierung zusammenhängen. Eine Dysregulation der zentralen Atemkontrolle könnte mit dezenten Hirnstamm-Veränderungen korrelieren, die sich in der Folge einer intrauterin reduzierten Blutversorgung und einer damit assoziierten chronischen Hypoxie entwickelt haben.

Diskussion

Während sich SGA-Neugeborene im postnatalen Surfactant-Bedarf, der Schwere eines Atemnotsyndroms, dem Intubationsbedarf und in der Dauer des Beatmungszeitraums nicht von AGA-Neugeborenen unterschieden, bestand für eine längere Dauer nasaler CPAP-Bedarf im Vergleich zur AGA-Gruppe (Gortner et al. 1999). Dagegen führte die stressinduzierte Erhöhung der systemischen Kortisolkonzentration zur Stimulierung der Bildung von Phospholipiden und Proteinen, die für die Surfactant-Synthese benötigt werden (Braems et al. 1998, Gagnon et al. 1999, Braems et al. 2000). Dies könnte trotz der verminderten Lungengröße eine verbesserte pulmonale Lungenreife ermöglichen (Gortner et al. 2001).

Weitere Studien belegen, dass das Risiko für die Entwicklung einer Bronchopulmonalen Dysplasie für reife SGA-Neugeborene und besonders für sehr unreife SGA- Frühgeborene erhöht ist (Ley et al. 1997, Bardin et al. 1997, Gortner et al. 1999, Reiss et al. 2000). Bei den hiervon betroffenen Kindern ist u. a. auf den geregelten Verlauf der Sprachentwicklung zu achten, denn es bestehen Hinweise darauf, dass die Bronchopulmonale Dysplasie zumindest bei VLBW-Kindern zu einer verzögerten Entwicklung phonetischer und sprachexpressiver Fähigkeiten führt (Rvachew et al. 2005).

Eine Diskussion der Resultate vorliegender Arbeit mit den Ergebnissen früherer Schrei-Studien ist nur begrenzt möglich. Zwar waren SGA-Neugeborene schon Gegenstand von Studien zu Schreilauten bzw. vorsprachlicher und sprachlicher Entwicklung, jedoch in einem anderen Lebensalter oder mit einem anderen Gestationsalter als die Neugeborenen der vorliegenden Arbeit. So wurden beispielsweise von Almeida-Basso und Rotta (2007) die spontanen Lall-Laute ehemaliger SGA-Neugeborener > 37 SSW im Alter von 3 Monaten untersucht (Kap. 4.4). Säuglingsschreistudien untersuchten nur Kinder einer bestimmten Gewichtsklasse (Michelsson 1971, Michelsson et al. 1984). Dagegen bestand in vorliegender Arbeit keine Selektion nach absolutem Körpergewicht, sondern nach Gestationsalter-abhängigem Geburtsgewicht. Eine wesentliche methodische Einschränkung beim Vergleich vorliegender Schreianalysen mit

Diskussion

früheren Untersuchungen besteht im Schreityp. Ältere Untersuchungen, in denen eine Differenzierung in SGA- und AGA-Säuglinge vorgenommen wurde (Michelsson 1971; Zeskind und Lester 1981, Michelsson et al. 1984), analysierten nur evozierte Schmerzschreie. Schmerzschreie unterscheiden sich in hohem Maße von „Spontanschreien" hinsichtlich Dauer, Frequenz und Stabilität (Wermke 2002 und Wermke et al. 2007, vgl. Kap. 1).

Auch bezüglich der Messgrößen und analysierten Eigenschaften bestehen erhebliche Unterschiede zwischen vorhergehenden Untersuchungen und der hier verwendeten Strukturanalyse (siehe unten). Um trotzdem einen Bezug zu früheren Studien herzustellen, wurde hier zumindest die mittlere Grundfrequenz untersucht als eine der Messgrößen von zentraler Bedeutung in der Schreiforschung. Auch Parameter, die mit der zeitlichen Organisation der Schreiproduktion in Zusammenhang stehen, wurden untersucht und, sofern möglich, mit Befunden vorhergehender Untersuchungen anderer Autoren verglichen und diskutiert.

Neuartig ist die hier ebenfalls durchgeführte, im Fokus des SGA-AGA-Vergleichs stehende objektive Analyse der Schrei- bzw. Melodiestruktur. Die Ergebnisse dieser Analysen werden in Kap 4.4 diskutiert und ihre Bewertung macht aufgrund ihrer entwicklungsdiagnostischen und prognostischen Bedeutung den größten Teil des Diskussionskapitels aus.

4.2 Analyse der mittleren Grundfrequenz F_0

Die mittlere Grundfrequenz F_0 spielt in der „Schreidiagnostik" eine wichtige Rolle bei der Indikation einer möglichen zerebralen Funktionsstörung (Wasz-Höckert et al. 1968; Michelsson 1971; Tenold 1974; Zeskind & Lester 1978; Wasz-Höckert et al. 1985; Wermke et al. 1987; Mende et al. 1990a; Michelsson

Diskussion

& Michelsson 1999). So ist in umfangreichen Studien auf den Zusammenhang zwischen einer ZNS-Affektion und einer erhöhten Grundfrequenz F_0 der Schreie betroffener Säuglinge hingewiesen worden (Karelitz und Fisichelli 1962, Wasz-Höckert et al. 1968; Michelsson et al. 1982, Lester et al. 1985, Lester 1987, LaGasse et al. 2005, Stevens et al. 2007). Die Grundfrequenz F_0 und mit ihr im Zusammenhang stehende Größen sind gerade in den ersten Lebenswochen als diagnostische Kenngrößen gut geeignet, da die Fähigkeit einer stabilen respiratorisch-laryngealen Koordination als eine der ersten stimmerzeugungsrelevanten Leistungen entwickelt ist. Neben ihrer diagnostischen Funktion ist die Grundfrequenz F_0 der Säuglingslaute auch von hohem prädiktiven Wert für die neurophysiologische Entwicklung (Wasz-Höckert et al. 1968, Makoi et al. 1970, Michelsson 1971, Michelsson et al. 1977, Lester/Zeskind 1982, Lester/Boukidys 1985, Wasz-Höckert et al. 1985, Wermke 1987, Michelsson/Michelsson 1999).

Für die Stimmproduktion ist wegen der Beteilung verschiedener Kontroll- und Ausführungszentren eine hohe zerebrale Regelleistung erforderlich, die wahrscheinlich sehr sensibel auf Störgrößen reagiert (Jürgens und Ploog 1976, Ploog 1979, Newman 2003, Newman 2007). Das feine Zusammenspiel respiratorischer und laryngealer Mechanismen, das bereits für die Erzeugung eines einfach strukturierten Schreis erforderlich ist, wird durch die Koordination der Efferenzen verschiedener Hirnregionen, wie Hirnstamm, Mittelhirn, Hypothalamus und Limbischem System realisiert (Lester und Boukydis 1990, Zeskind und Lester 2001). Variationen in der Spannung der Larynxmuskeln, insbesondere des M. cricothyroideus und des M. vocalis, und des Zwerchfells scheinen für die Höhe der Grundfrequenz F_0 im Säuglingsschrei verantwortlich zu sein (Lester 1984). Instabilitäten des neurologischen Kontrollsystems korrelieren mit sehr irregulären und instabilen F_0-Verläufen.

Die reflexartigen Muster der laryngealen, für die vorsprachliche Lauterzeugung und Sprachproduktion zuständigen Muskeln (Zhang et al. 1995) müssen mit kortikalen und subkortikalen Kontrollmechanismen interagieren. Nur durch

Diskussion

dieses präzise Zusammenspiel ist eine normale laryngeale Funktionsweise möglich. Daran ist die hohe zerebrale Regelleistung sichtbar, die bereits Neugeborene in der vorsprachlichen Entwicklung aufbringen müssen. Bis zum vollständigen Sprech- und Spracherwerb muss die laryngeale motorische Kontrolle intensiv trainiert werden, um eine adäquat funktionsfähige sprachliche Kommunikation entwickeln zu können (Ludlow 2005). Dieser Trainingsprozess beginnt unmittelbar nach der Geburt (Wermke 2002, Mampe et al. 2009).

Das Phänomen einer F_0-Erhöhung wurde insbesondere bei LBW-Neugeborenen beschrieben. So fand Michelsson (1971) für LBW-Frühgeborene bei Schmerzschreien eine Grundfrequenzerhöhung auf bis zu 770 Hz. Auch bei Meningitis-, Hydrocephalus- und Asphyxie- geschädigten Neugeborenen, die ebenfalls in der apparativen bzw. klinisch neurologischen Diagnostik pathologische Befunde aufwiesen, fand sich eine typische F_0-Erhöhung (Wasz-Höckert et al. 1968, Michelsson 1971, Michelsson et al. 1977, Michelsson et al. 1984).

Frühgeborene bzw. LBW-Säuglinge sind überdurchschnittlich gefährdet neurologische Schädigungen zu erleiden, die sich in einer Grundfrequenzerhöhung ihrer Schreie äußern können. Hierbei verhalten sich die F_0-Auffälligkeiten im Schreiverhalten der betroffenen Kinder zum Gestationsalter umgekehrt proportional und präsentieren sich desto pathologischer, je massiver das Ausmaß der zerebralen Beeinträchtigung ausfällt, wie z. B. bei den für Frühgeborene typischen intrazerebralen Blutungen (Michelsson 1983, Lester und Boukydis 1985). Die Unterschiede zu termgeborenen Kindern bezüglich der Grundfrequenz gleichen sich mit zunehmendem Gestationsalter immer mehr an, bis sich schließlich ab 38 vSSW in der Regel keine Differenz mehr feststellen lässt (Michelsson et al. 1984).

Dass für die neurophysiologische Integrität des Neugeborenen offensichtlich die Organreife und damit das Gestationsalter von größerer Bedeutung ist als das Geburtsgewicht an sich, lassen auch die Ergebnisse der von Michelsson (1971)

Diskussion

durchgeführten Schreidiagnostik-Studie bei LBW-Neugeborenen vermuten, die in SGA- und AGA-Neugeborene unterteilt wurden. Die Schreicharakteristika beider Gruppen differierten vor allem in der Grundfrequenz F_0 voneinander. So zeigten nur die frühgeborenen LBW-Kinder eine F_0-Erhöhung, die möglicherweise einen Indikator für spätere zerebrale Funktionsstörungen darstellt.

Auch bei Kindern jenseits des Säuglingsalters ist die Grundfrequenz noch aussagekräftig und könnte bei ehemaligen VLBW-Neugeborenen mit erhöhten F_0-Werten im Alter von 1 ½ Jahren eine persistierende zerebrale Funktionsstörung widerspiegeln (Rautava et al. 2007). Dass die Grundfrequenz F_0 einen prognostischen Charakter für die kognitive Entwicklung hat, konnte Lester 1987 an 5jährigen Kindern zeigen, die im Neugeborenenalter erhöhte F_0-Werte und im Alter von 5 Jahren schlechtere Ergebnisse in kognitiven Tests erzielten.

Die mittlere Grundfrequenz F_0 der Schreie bei den SGA-Neugeborenen wurde aus Gründen ihrer indikativen Valenz auch in der vorliegenden Arbeit ausgewertet. Da die hier verwendeten Auswahlkriterien allerdings mit hoher Wahrscheinlichkeit gewährleisten, dass nur klinisch-neurologisch gesunde Kinder in die SGA-Gruppe aufgenommen wurden, waren F_0-Mittelwertunterschiede zwischen SGA-Neugeborenen und der Kontrollgruppe nicht zu erwarten (Hypothese H1).

Beim Vergleich der mittleren Grundfrequenz F_0 zwischen der SGA- und der AGA-Gruppe konnten erwartungsgemäß keine signifikanten Mittelwertunterschiede festgestellt werden. Dieser Befund bestätigt Hypothese H1. Die mittlere Grundfrequenz der Schreie beider Gruppen liegt im Normbereich, der sich über die Frequenzspanne von ca. 350 – 650 Hz erstreckt (Michelsson et al. 2002). Im Verlauf des Aufnahmezeitraums der ersten 2 Lebenswochen bleiben die F_0-Werte der SGA- wie auch der AGA-

Diskussion

Neugeborenen relativ stabil mit einer geringfügigen, nicht signifikanten Mittelwertzunahme. In der Schreidiagnostik gelten erst mittlere F_0-Werte > 650 Hz als auffällig. Damit befinden sich die F_0-Werte der SGA-Gruppe genau wie die der AGA-Gruppe deutlich unterhalb des Risikobereichs, so dass von einer intakten laryngealen Regelkapazität auszugehen ist und schwerwiegende neuro-physiologische Dysfunktionen nicht zu erwarten sind.

Auch keines der in Voruntersuchungen gesondert analysierten SGA-Neugeborenen fällt mit seinen F_0-Werten auffällig aus der Verteilung heraus. Selbst die F_0-Werte der Schreie des Kindes AB, das durch perinatale Asphyxie beeinträchtigt war, liegen weit unter dem kritischen Wert von 650 Hz. Aus der Perspektive der Schreidiagnose bedeutet dies, dass die durchgemachte Asphyxie nicht zu einer Affektion der für die Lautproduktion verantwortlichen zerebralen Koordinationszentren geführt hat. Für eine gute Adaptation dieses Kindes AB spricht auch die rasche Bewältigung der perinatalen Asphyxie, die postnatal bereits durch eine leichte taktile Stimulation behoben werden konnte.

Dieses Ergebnis belegt die geeignete Auswahl der Neugeborenen der SGA-Gruppe in der vorliegenden Untersuchung, die keine offensichtlichen neurologischen Auffälligkeiten aufweisen sollten. Einschränkend muss man anmerken, dass pathologische Werte der mittleren F_0 nur auftreten, wenn schwerwiegende neurophysiologische Dysfunktionen vorliegen. Leichtere Regelstörungen manifestieren sich in sensibleren Indikatoren, die die Kurzzeitvariabilität von F_0 charakterisieren (Mende et al. 1990).

Für die vorliegende Studie wurden ausschließlich neurologisch unauffällige SGA-Neugeborene ausgewählt, die außerdem über eine ausreichende Vitalität verfügten, um während ihrer ersten 48 Lebensstunden spontane Schreilaute äußern zu können. Aufgrund dieses Studiendesigns kann man bei den erwählten Probanden davon ausgehen, dass sich ihr Verhältnis von Adaptationskapazität versus Stressbelastung eher zugunsten einer funktionsfähigen Adaptationskapazität entwickelt hat. Das könnte wiederum die

Diskussion

intakte Funktionalität der zerebralen vorsprachlichen Koordinationszentren der SGA-Neugeborenen erklären, die hier von einer völlig physiologischen Grundfrequenz F_0 reflektiert wird.

Die in der vorliegenden Studie berechnete mittlere Grundfrequenz F_0 in den Schreilauten SGA-Neugeborener liefert Ergebnisse, die, soweit vergleichbar, mit denen früherer Untersuchungen übereinstimmen. So fand Michelsson (1971) bei SGA-Neugeborenen ebenfalls keine erhöhten Werte, sondern sogar eine erniedrigte maximale und minimale Grundfrequenz.

Auch die Ergebnisse der Schmerzschrei-Studie von Zeskind und Lester (1981) bestätigen eine fehlende F_0-Differenz zwischen SGA- und AGA-Neugeborenen mit nur vereinzelten Ausnahmen der im Extrembereich der Verteilung gelegenen SGA-Neugeborenen mit erhöhten Grundfrequenz-Werten. Dies wiederum könnte darauf zurückzuführen sein, dass einzelne SGA-Neugeborene Stressfaktoren unterschiedlicher Intensität ausgesetzt waren und gleichzeitig über eine unterschiedlich ausgeprägte Adaptationskapazität verfügten (vgl. Wermke und Robb 2009). So könnte man spekulieren, dass es bei massivem intrauterinen Stress unter Umständen doch zu typischen F_0-Erhöhungen kommen kann, wenn die Adaptationskapazität des Feten bei extremer Stresseinwirkung überschritten ist (vgl. Amiel-Tison und Pettigrew 1991). Dies zu untersuchen würde sich in Fortsetzung der vorliegenden Arbeit anbieten, indem mit derselben Methode SGA-Neugeborene nach engeren Auswahlkriterien, z. B. mit Vorliegen erhöhter intrauteriner Stressbelastung, untersucht werden.

Diskussion

4.3 Aspekte der zeitlichen Organisation der Lautproduktion

In der vorliegenden Arbeit wurden die Schrei- und Melodiebogenlänge, die aussagekräftige Parameter der zeitlichen Organisation der Schreiproduktion darstellen, vermessen und mit den korrespondierenden Werten der Schreie der Kontrollgruppe verglichen.

Die Untersuchung der Zeitstruktur ist von hoher Relevanz bei der Einschätzung des hirnphysiologischen Reife- bzw. Funktionsstandes von Säuglingen in Bezug auf ihre sprachrelevante Entwicklung. So weisen spracherwerbsgestörte Kinder beispielsweise eine veränderte Rhythmusstruktur im Vergleich zu unauffälligen Kindern auf (Oller 2000). Abweichungen in den hier untersuchten zeitlichen Größen wurden auch in den Lauten von Säuglingen mit oro-fazialen Spalten und Säuglingen mit einer positiven familiären Disposition für eine spezifische Spracherwerbsstörung gefunden (Steck-Walter 2007, Denner 2008, Birr 2009, Kempf 2010).

Weitere Studien untersuchten neben akustischen Lauteigenschaften auch Reaktionszeiten:

In Schmerzschreistudien hat man dazu die Latenzzeit von Schmerzreiz z. B. bis zum ersten hörbaren Schrei gemessen (Michelsson 1971, Zeskind und Lester 1981, Michelsson et al. 1984). Diese Studien zeigten eine Abhängigkeit der Messgrößen von dem längenbezogenen Gewicht der Neugeborenen sowie von zusätzlichen „Belastungsfaktoren". So fand man bei hypo- und hypertrophen Neugeborenen eine längere Latenzzeit und eine geringere Reaktionsschwelle auf Schmerzreize (Zeskind und Lester 1981). Dagegen ist die Latenzzeit bei Neugeborenen mit Hyperbilirubinämie oder pränataler Kokainexposition vermindert (Koivisto et al. 1970, Wasz-Höckert et al. 1971).

Um die SGA-Neugeborenen bezüglich wichtiger Kenngrößen ihrer vorsprachlichen zeitlichen Lauteigenschaften beurteilen zu können, wurde ein

Diskussion

Vergleich zur Kontrollgruppe basierend auf Parametern der Schrei- und Melodiebogenlänge durchgeführt.

Dabei zeigte sich, dass sowohl die Schreilängen insgesamt als auch die Längen der Melodieeinzelbögen bei den SGA-Neugeborenen tendenziell länger waren. Die SGA-Neugeborenen zeigten signifikant verlängerte Melodiebögen bzw. Schreilaute bereits in EB-Strukturen, d.h. es bestehen bereits Unterschiede zwischen den Gruppen in der Zeitorganisation bei der Erzeugung einfachster Strukturen.

Die mittlere Differenz in EB-Strukturen zwischen AGA- und SGA-Gruppe liegt bei 317 ms, ist also beträchtlich. Dieser Unterschied besteht von Anfang an, wobei er im Verlauf der ersten 5 Tage weiter steigt.

Um zu prüfen, ob es sich bei der gefundenen verlängerten Schreilänge bei SGA-Neugeborenen um ein generelles Phänomen bei der Melodieproduktion handelt, wurden die Einzelschrei- und Melodiebogenlängen auch bei Schreien komplexer Struktur untersucht.

Bei dem zweibögigen Strukturtyp, also den aus 2 sukzessiven auf- und absteigenden Melodiebögen bestehenden Schreien, wurde ebenfalls eine markante Verlängerung der Melodie bei der SGA-Gruppe im Vergleich zur AGA-Gruppe beobachtet. Dieser Unterschied ist auch statistisch signifikant. Hier liegt eine mittlere Differenz von 315 ms vor. Damit finden sich faktisch identische Unterschiede in der mittleren Melodielänge zwischen der SGA- und der AGA-Gruppe bei einfachen, einbögigen und bei etwas komplexeren, doppelbögigen Melodien. Die identische Zeitverzögerung bei der Erzeugung ganz verschiedener Melodiestrukturen deutet auf prinzipiell veränderte Zeitkonstanten bei der Melodieproduktion in der SGA-Gruppe hin. Dies ist ein Ergebnis, das für zukünftige Untersuchungen relevant sein könnte.

Diese Annahme wird dadurch bestätigt, dass auch bezüglich der Gesamtlänge von Schreien noch komplexerer Struktur (Mehrfachbögen) das gleiche Phänomen beobachtet wurde. So ist die Gesamtlänge der Schreie mit komplexer Struktur in der SGA-Gruppe über den gesamten Aufnahmezeitraum

Diskussion

deutlich länger (mittlere Differenz 174 ms), wenn auch nicht statistisch signifikant. Bei diesen Strukturen sind die Ergebnisse dadurch maskiert, dass über viele verschiedene Strukturtypen gemittelt wurde. So könnte ein AGA-Neugeborenes zum Beispiel eine komplexe Melodie erzeugen, die aus 4 Bögen besteht, während ein SGA-Neugeborenes in der gleichen Zeit nur eine Melodie aus 3 Bögen erzeugt (Zeitverzögerung). Die Mittelung trennt zwischen diesen Varianten nicht. Strukturtyp-spezifische Analysen der zeitlichen Meßgrößen konnten bei der vorliegenden Stichprobe aus Gründen der zu geringen Häufigkeiten nicht durchgeführt werden. Dass sich dennoch trotz dieser starken Aggregation tendenziell gleichartige Unterschiede zeigen, deutet auf die Bedeutung des Befundes von Unterschieden in den Zeitparametern hin und bestätigt die Hypothese H2 (vgl. Kap. 1). Dieser Befund sollte Anlass für weiter führende Untersuchungen geben.

Stellt man Bezüge zu früheren Arbeiten anderer Autoren her, findet man z. B. bei einer 1971 durchgeführten umfangreichen Studie (Michelsson 1971) an SGA-Neugeborenen einer LBW-Gruppe („Low Birth Weight Infants" mit Geburtsgewicht < 2500 g) analog zu den in der vorliegenden Arbeit gefundenen Ergebnissen signifikant verlängerte Schreilängen in deren Schmerzschreien im Vergleich zu denen der untersuchten AGA-Neugeborenen.

Diskussion

4.4 Komplexizitäts- und Strukturanalyse

Für die Strukturanalyse fand nach der spektralanalytischen Auswertung und Melodieanalyse der Schreilaute eine Kategorisierung nach zuvor definierten Merkmalen statt (Kap 2.3.4). Anschließend wurde die SGA-Gruppe hinsichtlich der Auftrittshäufigkeit einfacher und komplexer Strukturmerkmale an den einzelnen Aufnahmezeitpunkten mit der jeweils gleichaltrigen Kontrollgruppe verglichen, wodurch ein direkter quantitativer und damit objektiver Vergleich von strukturellen Schreieigenschaften möglich war.

Wie in der Ausgangshypothese H3 vermutet (Kap. 1), besteht ein Unterschied in der Häufigkeit komplexer Melodien zwischen den Schreien SGA-Neugeborener und denen AGA-Neugeborener. Das angeborene vorsprachliche Entwicklungsprogramm (vgl. Wermke 2002) zeigt sich nicht nur in der Art der erzeugten Strukturvarianten, sondern vor allem in der Veränderung ihrer Auftrittshäufigkeit. Dabei fand sich bei den hier untersuchten SGA-Neugeborenen eine leichte Entwicklungsverzögerung. Diese äußert sich in einer vergleichsweise geringeren Produktion von Schreien mit komplexer Melodiestruktur und dementsprechend in einem niedrigeren Melodie-Komplexitäts-Index (MCI) im Vergleich zur AGA-Gruppe.

Die nach dem Entwicklungsprogramm erwartete Zunahme (siehe unten) der Schreie komplexer melodischer Struktur ist bei den SGA-Neugeborenen vom 1.-3. zum 4.-5. Lebenstag nicht sichtbar. Die AGA-Neugeborenen dagegen zeigen vom 1.-3. zum 4. 5. Lebenstag bereits eine deutliche Entwicklung. Sie erzeugen im Durchschnitt bereits fast ebenso häufig komplexe Melodien wie einfache. Dies zeigen die untersuchten SGA-Neugeborenen erst deutlich später, nämlich am 6.-14. Lebenstag. Über den gesamten Aufnahmezeitraum weisen die SGA-Neugeborenen zwar eine zu den Kontroll-Neugeborenen äquivalente Entwicklungstendenz von zunächst vorwiegend einfachen hin zu komplexen Melodiestrukturen auf; sie bleiben aber ca. 1 Woche hinter dem

Diskussion

Entwicklungsstand der Kontrollgruppe zurück. Denn die 6 Kinder mit einem dritten Aufnahmezeitpunkt (SGA-3) erreichen erst am 6.-14. Lebenstag in etwa das Komplexitätsniveau, das die AGA-Gruppe am 4.-5. Lebenstag zeigt. Passend zu der niedrigeren Komplexität der SGA- im Vergleich zur AGA-Gruppe ergibt sich für die SGA-Gruppe im gesamten Untersuchungszeitraum ein vergleichsweise höherer Anteil an Subharmonischen. Der Anteil an auffälliger Inspirationslautbildung, ein weiteres Zeichen niedriger Komplexität, ist in der AGA-Gruppe ungewöhnlich hoch im Vergleich zur SGA-Gruppe, was am ehesten auf methodische Unterschiede in der Ermittlung zurück zu führen ist. Daher können die Ergebnisse der Inspirationslautbildung nicht zum Vergleich zwischen SGA- und AGA-Gruppe verwendet werden.

Insgesamt sprechen die Ergebnisse der Komplexitäts- und Strukturanalyse dafür, dass sich die SGA-Neugeborenen offensichtlich zwar im gleichen Sinne, also nach dem gleichen Programm, aber deutlich langsamer entwickeln. Ursächlich für die verzögerte Produktion komplexerer Melodiestrukturen könnte eventuell ein bereits mehrfach in der Literatur beschriebener erhöhter postnataler Adaptationsbedarf durch intrauterinen Stress sein (Groß und Kollegen 1999, Maccari et al. 2003, Mullis und Tonella 2008).

Über die weitere Entwicklung nach den ersten 2 Lebenswochen kann zu diesem Zeitpunkt nur spekuliert werden. Deshalb wären weiterführende Langzeitstudien empfehlenswert. Zu erwarten wäre jedoch ein Angleichen in der Melodiekomplexität der SGA- an die AGA-Gruppe mit zunehmendem Alter, da ein Entwicklungstrend der SGA-Neugeborenen bereits sichtbar ist.

Der Geschlechter-Vergleich liefert ähnliche Ergebnisse mit vorhandener – aber im Vergleich zum gleichen Geschlecht der Kontrollgruppe verzögerter – Komplexitätsentwicklung ohne bedeutsame Unterschiede zwischen Jungen und Mädchen. Bei der separaten Betrachtung der Entwicklung der 6 SGA-3-Mädchen zeigt sich zwar eine raschere Entwicklung zunehmend komplexerer Melodiestrukturen im Vergleich zu den SGA-Jungen, die aber aufgrund der

Diskussion

kleinen Gruppengröße und großer Streuung der Werte statistisch nicht signifikant ist.

Aufgrund der Heterogenität innerhalb der SGA-Gruppe bezüglich der Anzahl der Aufnahmezeitpunkte, der Klinikverweildauer und damit der klinischen Stabilität wurde eine weitere Differenzierung vorgenommen in SGA-Neugeborene mit kurzem Klinikaufenthalt (SGA-2) und in SGA-Neugeborene mit langem Klinikaufenthalt (SGA-3). Beim Vergleich des MCI zwischen Gesamt-SGA- und SGA-3-Gruppe zeigt sich am ersten Aufnahmetermin (1.-3. Lebenstag) der gleiche Mittelwert für die Gesamt-SGA- und die SGA-3-Gruppe, während die MCI-Werte am zweiten Aufnahmetermin (4.-5. Lebenstag) in der SGA-3-Gruppe bereits über denen der Gesamt-SGA-Gruppe liegen. Die deutliche MCI-Wert-Zunahme in der SGA-3-Gruppe zeigt einen deutlichen Trend, wenn auch keine signifikante Entwicklung vom ersten zum zweiten Aufnahmezeitpunkt. Aufgrund der großen Streuung der MCI-Werte innerhalb der SGA-3-Gruppe sind die hier gefundenen Ergebnisse jedoch nicht verallgemeinbar.

Möglicherweise ist diese unerwartet hohe Melodiekomplexität der SGA-3-Gruppe durch starke adaptive Prozesse zu erklären, die aufgrund der ausgeprägten intrauterinen Wachstumsretardierung ausgelöst worden sind (s. u., Gortner et al. 2001) und die die Agilität und evtl. auch die neuromuskuläre Entwicklung der SGA-3-Neugeborenen gefördert haben. Andererseits ist bekannt, dass das fetale Wachstum zum Ende der Gestation einer starken Variabilität unterliegt, die nach Vermutung von Guihard-Costa und Kollegen (2000) durch individuelle Adaptationsunterschiede an gesteigerte metabolische und endokrine Veränderungen im mütterlichen Organismus begründet ist. Diese interindividuelle Adaptationsvariabilität könnte sich ebenso im Schreiverhalten äußern und die unterschiedlichen Ergebnisse bei den SGA-Neugeborenen erklären.

Diskussion

Die Vermutung, dass erhöhte Adaptationsleistungen der SGA-3-Neugeborenen eine rascher erreichte Melodiekomplexität bewirken, ist aufgrund der kleinen Gruppengröße und der starken Streuung der MCI-Werte sehr spekulativ.

Ein auffallender Aspekt hinsichtlich klinischer Gemeinsamkeiten jeweils innerhalb der SGA-2- und der SGA-3-Gruppe ist die Verteilung der Geburtsmodi. So sind 7 der 10 SGA-2-Neugeborenen durch spontane vaginale Entbindung zur Welt gekommen, während 5 der 6 SGA-3-Neugeborenen durch primäre Sectio entbunden worden sind. Der Zusammenhang einer Entbindung durch primäre Sectio mit einer vergleichsweise höheren Melodiekomplexität in Neugeborenen-Schreien ist bereits beschrieben (Höing, im Druck).

Insgesamt unterstützen diese Befunde die von Wermke und Mende postulierte Annahme eines angeborenen Entwicklungsprogramms der Melodie. Mehrere Studien (Mende et al. 1990, Wermke und Mende 1992; Wermke 2002; Wermke 2004, Wermke und Friederici 2004, Wermke et al. 2007) haben bereits auf die Existenz und Bedeutung dieses endogenen Programms hingewiesen, das direkt nach der Geburt quasi mit dem ersten Schrei startet und für die Produktion zunehmend komplexerer Schreimelodien mit steigendem Alter über die ersten Lebensmonate verantwortlich ist. Man kann im Spracherwerb einen kontinuierlichen Entwicklungsweg sehen, den Kinder von den ersten Schreilauten bis hin zu späteren Wort- und Satzkonstruktionen gehen. Man kann bei diesem Entwicklungsweg von einer hohen Relevanz genetischer Faktoren ausgehen (Wermke 2002, Scharff und White 2004), die auch für die zugrunde liegenden zerebralen Mechanismen der Lautentwicklung verantwortlich sind. Das für die neuromuskuläre Kontrolle und Koordination der Stimmlippenbewegungen, also die Melodieproduktion, zuständige Funktionssystem ist zum Zeitpunkt der Geburt bereits voll funktionsfähig und ausgereift (Bosma et al. 1965), so dass mit der vorsprachlichen Melodieentwicklung sofort begonnen werden kann (z. B. Wermke und Mende 1992). Auf diese Weise werden vorsprachliche prosodische Grundbausteine zur

Diskussion

Verfügung gestellt und in gerichteter Weise kombiniert und modifiziert (Mende et al. 1990, Wermke 2002). Dadurch ist eine Melodieentwicklung von Einfachbögen zu doppel- oder mehrfachbögigen bzw. segmentierten Strukturen möglich. Diese Strukturtypen werden von den Kindern „trainiert" und zunehmend intentional erzeugt, was für einen ungestörten Verlauf nachfolgender vorsprachlicher Entwicklungsphasen von großer Bedeutung ist. Die Koordination feinmotorischer Bewegungen ist für die Erzeugung von Babbel- und Sprachlauten essentiell. Kann diese frühe Trainingsphase nicht ungestört stattfinden oder fehlt sie vollständig, ist mit hoher Wahrscheinlichkeit eine Beeinträchtigung der spontanen Wortproduktionsleistung im Alter von 18 bis 24 Monaten zu erwarten (Wermke et al. 2007).

Die verzögerte Umsetzung des endogenen, vorsprachlichen Entwicklungsprogramms durch die SGA-Neugeborenen könnte darauf hinweisen, dass mütterliche Faktoren, die eine intrauterine Wachstumsretardierung bedingen können, auch die vorsprachliche Lautproduktion beeinflussen. Hier stellt sich die Frage, ob diese Beeinflussung auf eine pränatale Affektionen der der Lautproduktion zugrunde liegenden hirnphysiologischen Strukturen zurück zu führen ist, auf die postnatale Adaptation an sich oder ob beide Faktoren eine Rolle spielen. Für beide Vermutungen gibt es Hinweise (vgl. Kap. 1).

Von den intrauterin Stress auslösenden Risikofaktoren der hier untersuchten SGA-Neugeborenen ist bekannt, dass vor allem das mütterliche Rauchen massiv Einfluss auf die sprachliche und vorsprachliche Entwicklung ausübt. So kann sich mütterlicher Nikotinabusus neben der Geburtsgewichtsreduktion des Feten (Adelstein und Fedrick 1978, Meyer et al. 1978, Eggers et al. 1979, Usandizaga et al. 1987, Schellscheidt et al. 1998, Bush et al. 2000) auch auf die spätere Sprachperzeption des Kindes auswirken, was bereits durch eine verminderte Silbendiskriminationsfähigkeit in ERP's (Event-Related-Potentials) bei den Neugeborenen nach intrauteriner Nikotinexposition gefunden wurde

(Key et al. 2007). Eine gestörte Sprachperzeption würde sich wiederum auf die Sprachentwicklung negativ auswirken. Bei den beiden intrauterin Nikotinexponierten SGA-Neugeborenen der vorliegenden Studie, Kind AB und Kind AM, waren bei der Struktur- und Komplexitätsanalyse im Rahmen von Voruntersuchungen keine Unterschiede zu den übrigen SGA-Neugeborenen nachweisbar. Möglicherweise hat in diesen beiden Einzelfällen der mütterliche Nikotinabusus insbesondere Auswirkungen auf das fetale Wachstum gehabt, während die neurophysiologische Beeinträchtigung der der restlichen SGA-Gruppe entspricht. Außerdem ist die Tabakmenge unbekannt, der die Neugeborenen ausgesetzt waren. So könnte man vermuten, dass die oben beschriebene verminderte Silbendiskriminationsfähigkeit nach intrauteriner Nikotinexposition erst ab einer bestimmten Nikotinkonzentration auftritt. Weiterhin gibt es Hinweise, dass bei intrauterinem Stress die Entwicklung der lebenswichtigen Organsysteme Priorität hat (siehe unten, Gortner et al. 2001). So könnte die Adaptationskapazität der Neugeborenen AB und AM ausgereicht haben, um eine regelrechte zerebrale Entwicklung zu ermöglichen und damit Schreilaute von ähnlicher Komplexität erzeugen zu können wie die übrigen SGA-Neugeborenen. Anhand der vorliegenden Studie ist aufgrund der kleinen Datenmenge keine verallgemeinbare Aussage machbar, ob eine intrauterine Wachstumsretardierung durch Nikotinexposition den Säugling im gleichen Sinne beeinträchtigt wie eine intrauterine Wachstumsretardierung anderer Genese.

Die beiden hier untersuchten Neugeborenen AA und AN, deren Mütter unter Bulimie bzw. Anorexie litten, wiesen in Voruntersuchungen keine Unterschiede im Vergleich zu den übrigen SGA-Neugeborenen in der Struktur- und Komplexitätsanalyse auf. Ursächlich hierfür könnte der zwar niedrige, bei der Mutter von AN aber noch im Normbereich und bei der Mutter von AA nur leicht unter dem Normbereich liegende BMI-Wert sein. Da die beiden Mütter ansonsten keine Risikofaktoren für eine kindliche Wachstumsretardierung haben, könnte man vermuten, dass der mütterliche Organismus den zwar reduzierten, aber nicht massiv beeinträchtigten Ernährungszustand

Diskussion

kompensieren und den Fetus in seinen wichtigsten Organsystemen ausreichend versorgen konnte. Das könnte dafür sprechen, dass die bereitgestellte Energiezufuhr beim Fetus hauptsächlich für die möglichst adäquate neurologische und zerebrale Entwicklung genutzt wird, zuungunsten weniger wichtiger Funktionssysteme. Für allgemeingültige Aussagen diesbezüglich sind weitere Studien notwendig. Bekannt ist aber bereits, dass bei Störungen der Sauerstoff- und Nährstoff-Versorgung adaptive Prozesse initiiert werden, die den Fetus möglichst lange intrauterin unbeschadet überleben lassen (Gortner et al. 2001).

Da Voigt und Kollegen (1997) zeigen konnten, dass Gewicht und Größe der Mutter mit dem Geburtsgewicht der Kinder positiv korrelieren, wurde in vorliegender Arbeit das Vorkommen diesbezüglicher Besonderheiten geprüft, beispielsweise ob eine Mutter von besonders zierlicher Konstitution war, die das niedrige Geburtsgewicht des Kindes hätte rechtfertigen können. In so einem Fall wäre also nicht von einer Wachstumsretardierung auszugehen, sondern von einer konstitutionellen Veranlagung. Hierbei würde man folglich auch einen Komplexitätsindex im Schreilaut erwarten, der in etwa der der Kontrollgruppe entspricht. Bei den Kindern der SGA-Gruppe konnten keine Mutter-Kind-Konstellationen identifiziert werden, die gegen eine fetale Wachstumsretardierung sprechen würden und das niedrige Geburtsgewicht des Kindes genetisch erklären könnten.

Außerdem wurde die Komplexität der Schreilaute auf einen Zusammenhang mit dem Kopfumfang untersucht, da man spekulieren könnte, dass ein Kind mit einem Kopfumfang unter der 3. Perzentile zerebral mehr beeinträchtigt sei als eines mit einem größeren Kopfumfang und dass sich dieser Unterschied im Schreiverhalten niederschlage. Diesbezüglich zeigten sich in der Probandengruppe keine Korrelationen, möglicherweise aufgrund der relativ kleinen Gruppengröße und der damit verbundenen individuellen Abweichungen.

Diskussion

Wegen des Vorkommens von 6 Zwillingskindern in der SGA-Gruppe wurden diese Neugeborenen im weiteren daraufhin untersucht, ob sich ein Zusammenhang zwischen der Geburtsgewichts-Zwillingsperzentile und dem MCI feststellen lässt und ob diejenigen Zwillingskinder, die nach der Einlingsperzentile im AGA-Bereich liegen würden, mit ihren MCI-Werten über denen der übrigen SGA-Neugeborenen liegen. Unter den nach der Einlingsperzentile im AGA-Bereich liegenden Zwillingskindern (AE, AF, AG, AK) lässt sich kein eindeutiger Zusammenhang zwischen Gewichtsperzentile und MCI feststellen. Zwar ist das Kind AG durchgehend überdurchschnittlich komplex in der Lautproduktion, dagegen unterscheiden sich die Kinder AE, AF und AK aber nicht wesentlich von den übrigen SGA-Kindern. Die Kinder AD und AL sind Zwillingskinder, die auch nach der Zwillingsperzentile im SGA-Bereich liegen, wobei das Geburtsgewicht von AL < 10. Zwillings-Perzentile, das von AD sogar nur < 3. Zwillings-Perzentile ist. Diese beiden Neugeborenen weisen auch im Vergleich mit den übrigen SGA-Neugeborenen die niedrigsten MCI-Werte auf.

Insgesamt sprechen die Ergebnisse dafür, dass Zwillingskinder wie auch SGA-Einlingskinder in der vorsprachlichen Lautproduktion Latenzen hinsichtlich der Komplexität zeigen. Offensichtlich ist innerhalb der SGA-Gruppe das absolute Geburtsgewicht als Indikator für das Ausmaß des intrauterinen Stresslevels ausschlaggebender für die postnatale Adaptation als die Tatsache, ob das Neugeborene ein Zwillings- oder Einlingskind ist. Wobei man bei dieser Spekulation das unterschiedliche Gestationsalter der SGA-Probanden mit teils vorliegender Frühgeburtlichkeit berücksichtigen muss (s. u.).

Ähnliche Aspekte zeigt auch die Studie von Wermke (2002) mit klinisch stabilen Zwillingen > 32 vSSW. Für diese These spricht außerdem die Tatsache, dass die MCI-Werte der auch nach der Zwillingsperzentile im SGA-Bereich liegenden Zwillinge AD und AL unterdurchschnittlich niedrig sind im Vergleich zu den übrigen SGA-Neugeborenen. Klinisch liegt bei dem termgeborenen Kind AD (37 vSSW) mit einem Geburtsgewicht < 3. Zwillings-Perzentile eine ausgeprägte Dystrophie vor, während das geringe Geburtsgewicht von Kind AL teils durch eine intrauterine Wachstumsretardierung (s. o.) und teils durch eine

Diskussion

Frühgeburtlichkeit mit 35 vSSW verursacht worden ist. Bei beiden Neugeborenen könnte man spekulieren, dass aufgrund der auf SGA-Gruppenebene niedrigsten absoluten Geburtsgewichte (Kind AD 1875 g, Kind AL 1640 g) die postnatale Adaptationskapazität erschöpft ist und der intrauterine Stress nicht kompensiert werden kann (vgl. z. B. Gortner et al. 2001).

Diese individuellen Befunde müssen durch nachfolgende Untersuchungen überprüft werden, da aufgrund der kleinen Gruppengröße keine allgemeingültigen Aussagen möglich sind.

Insgesamt handelt es sich bei den in der vorliegenden Arbeit untersuchten SGA-Neugeborenen um eine sehr inhomogene Gruppe, bei der durch eine kleine Gruppengröße (N=16) kaum allgemeingültige Aussagen zu machen sind. Die Inhomogenität kommt u.a. durch ein unterschiedliches Gestationsalter der Probanden zustande. Da im Studiendesign der Schwerpunkt auf neurophysiologisch unbeeinträchtigte Neugeborene gelegt wurde, wurden SGA-Neugeborene > 34 vSSW für die Studie rekrutiert. Somit entsteht eine gemischte Gruppe aus früh- und termgeborenen SGA-Neugeborenen. In Voruntersuchungen zeigten sich allerdings keine Unterschiede in der Melodiekomplexität zwischen Früh- und Termgeborenen. Um sicher einen Gestationsalter-Effekt auf die Melodiekomplexität und auf weitere vorsprachliche Schrei-Eigenschaften auszuschließen, müssten evtl. weitere Studien mit ausschließlich termgeborenen SGA-Neugeborenen durchgeführt werden.

5 Zusammenfassung

Die Zielstellung vorliegender Arbeit bestand darin zu untersuchen, ob sich mögliche Folgen einer intrauterinen Wachstumsretardierung in der Lautproduktion Neugeborener reflektieren. Dazu wurden ausgewählte Schreicharakteristika während der ersten Lebenstage und in einigen Fällen auch während der ersten 2 Lebenswochen untersucht. Es liegen bisher keine systematischen Untersuchungen von spontanen Schreilauten SGA-Neugeborener vor, die durch neuro-physiologische Entwicklungsdefizite beeinträchtigt sind. Bei der hier angewandten vorsprachlichen Entwicklungsdiagnostik wurden melodische Eigenschaften der Schreilaute SGA-Neugeborener und AGA-Neugeborener untersucht und verglichen. In die vorliegende Studie wurden nur neurologisch unauffällige SGA-Neugeborene eingeschlossen, um Maskierungseffekte bei einer Koinzidenz von intrauteriner Wachstumsretardierung mit zusätzlicher entwicklungsneurologischer Symptomatik zu vermeiden.

Die Schreilaute der SGA-Neugeborenen der vorliegenden Arbeit wurden an jeweils zwei bis drei Aufnahmeterminen innerhalb der ersten 2 Lebenswochen in der Frauenklinik der Universität Würzburg aufgezeichnet. Für die Datenanalyse wurde ein im ZVES installiertes Computer-Speech-Lab vom Typ CSL 4500 der Firma KAY Elemetrics/USA verwendet, zu dem ein Ergänzungs-Software-Modul (MDVP-Modul) gehört. Die spezifischen Analysen wurden mit dem eigens hierfür entwickelten Programm CDAP (Cry-Data-Analysis-Program) der Firma „pw-project" durchgeführt.

Insgesamt wurden für die Studie 1831 Lautäußerungen von 16 SGA-Neugeborenen (SGA-Gruppe) digital aufgezeichnet und signalanalytisch

Zusammenfassung

ausgewertet. Bei der Auswertung wurden so genannte „klassische" Messgrößen bestimmt, wie die mittlere Grundfrequenz der Schreie und ihre Dauer, inklusive der Dauer einzelner Melodiebögen, sowie zusätzlich definierte Charakteristika in Form spezifischer Strukturtypen der Melodie. Bei diesen Strukturtypen unterscheidet man einfache Melodiestrukturen (Einfachbögen) und komplexe Melodiestrukturen (Mehrfachbögen: 2B, 3B, MB; Segmentierungen: 1S, 2S, 3S, MS). Auch Parameter, die eine gewisse Unreife in der Lautproduktionsregelung reflektieren (Subharmonische, phonatorisches Rauschen und auffällige Inspirationslautbildung), wurden untersucht.

Erwartungsgemäß zeigten sich keine Unterschiede in der mittleren Grundfrequenz F_0 der Schreie der SGA-Neugeborenen im Vergleich zu einer AGA-Neugeborenen-Gruppe, die aus der Datenbank des ZVES geeignet zusammengestellt wurde. Die F_0-Werte aller SGA- und AGA-Neugeborenen lagen im Normbereich zwischen 350 und 650 Hz. Alle hier untersuchten SGA-Neugeborenen waren aufgrund der gewählten Einschlusskriterien klinisch-neurologisch unauffällig. Eine Erhöhung der mittleren Grundfrequenz F_0 wird nur bei Neugeborenen mit neurophysiologischen Dysfunktionen erwartet. Aufgrund der vorliegenden Ergebnisse der F_0-Analyse ist bei den SGA-Probanden keine schwerwiegende neuro-physiologische Entwicklungsverzögerung zu erwarten. Ebenso ist von einer funktionsfähigen Koordination der zerebralen vorsprachlichen Zentren auszugehen, die von der intrauterinen Mangelversorgung mit hoher Wahrscheinlichkeit nicht affektiert worden ist. So bestätigt sich durch dieses Untersuchungsergebnis die geeignete Auswahl der SGA-Neugeborenen, die klinisch-neurologisch unauffällig sein sollten.

Bei der Vermessung der Dauer sowohl komplexer Schreilaute als auch einzelner Melodiebögen zeigten sich deutliche Unterschiede zwischen der SGA- und der AGA-Gruppe. Diese Unterschiede äußerten sich in einer signifikanten Verlängerung der Melodieeinzelbögen (EB) sowie der Doppelbogenstrukturen (2B) in der SGA-Gruppe. Die Untersuchung der

Zusammenfassung

Gesamtlänge von Schreien höher komplexer Struktur (Mehrfachbögen) ergab ebenfalls eine deutlich verlängerte Dauer in der SGA-Gruppe. Diese Verlängerung der Schreie war statistisch nicht signifikant, was vermutlich durch eine starke Mittelung über viele verschiedene Strukturtypen begründet ist, die aufgrund der kleinen Stichprobe notwendig war. Die gefundenen Unterschiede deuten auf prinzipielle neurophysiologische Besonderheiten in der Melodieregulation bei SGA-Neugeborenen hin und sollten Anlass für weiterführende Untersuchungen sein.

Bezüglich der Melodiestrukturtypen fanden sich prinzipiell identische Typen in beiden Gruppen. Allerdings erzeugte die SGA-Gruppe etwas seltener komplexe Melodiestrukturen, d. h. sie ist im Vergleich zur AGA-Gruppe bezüglich des vorsprachlichen Entwicklungsprogramms leicht verzögert. Für diese Verzögerung könnte ein mehrfach in der Literatur beschriebener erhöhter postnataler Adaptationsbedarf der SGA-Neugeborenen nach intrauterinem Stress verantwortlich sein. An dem Entwicklungstrend der SGA-Neugeborenen innerhalb der ersten 2 Lebenswochen von zunächst vorwiegend einfachen hin zu zunehmend komplexeren Melodiestrukturen ist jedoch eine gleichartige vorsprachliche Entwicklung wie bei den AGA-Neugeborenen erkennbar.

Der geschlechtsspezifische Vergleich zwischen SGA- und AGA-Gruppe liefert ähnliche Ergebnisse. Die SGA-Mädchen sowie die SGA-Jungen weisen eine vorhandene, aber im Vergleich zum gleichen Geschlecht der Kontrollgruppe verzögerte Komplexitätsentwicklung auf. Vergleicht man die SGA-Mädchen und -Jungen untereinander, finden sich keine wesentlichen Unterschiede. Bei der Untersuchung der vorsprachlichen Entwicklung der 6 SGA-3-Mädchen (mit 3 Aufnahmeterminen) zeigt sich eine beschleunigte Entwicklung hin zu zunehmend komplexeren Melodiestrukturen im Vergleich zu den SGA-Jungen. Dieser Entwicklungsunterschied ist aber aufgrund der kleinen Gruppengröße statistisch nicht signifikant.

Zusammenfassung

Da innerhalb der SGA-Gruppe eine Heterogenität bezüglich der Anzahl der Aufnahmezeitpunkte besteht, die durch eine unterschiedlich lange Klinikverweildauer und damit unterschiedliche klinische Stabilität bedingt ist, erfolgte eine weitere Differenzierung der SGA-Neugeborenen. So fand eine Einteilung in Neugeborene mit kurzem Klinikaufenthalt und 2 Aufnahmeterminen (SGA-2) und in Neugeborene mit langem Klinikaufenthalt und 3 Aufnahmeterminen (SGA-3) statt. Der Vergleich der Melodiestrukturen zwischen der SGA-2- und der SGA-3-Gruppe ergab einen Entwicklungsunterschied. In der SGA-3-Gruppe erfolgte eine raschere Entwicklung hin zu zunehmend komplexeren Melodiestrukturen als in der SGA-2-Gruppe. Dieser Unterschied ist statistisch nicht signifikant aufgrund der kleinen Gruppengröße und der großen Streuung der Werte.

Zusammenfassend kann festgestellt werden, dass die intrauterine Wachstumsretardierung der hier untersuchten Neugeborenen von einer veränderten Melodieregulation mit signifikant verlängerten Melodieeinzelbögen (EB) und Doppelbogenstrukturen (2B) sowie von einer verzögerten Umsetzung des universellen, vorsprachlichen Entwicklungsprogramms reflektiert wird. Diese Ergebnisse bestätigen zum einen die Hypothese, dass durch perinatale Adaptationsprozesse eine leichte vorsprachliche Entwicklungsverzögerung bei SGA-Neugeborenen eintritt, ohne dass schwerwiegende neurophysiologische Dysfunktionen nachgewiesen werden können (normwertige mittlere Grundfrequenz F_0). Zum anderen liefern die Ergebnisse der vorliegenden Arbeit potentielle Entwicklungsmarker für eine zukünftige, vorsprachliche Diagnostik.

Die vorliegende Arbeit basiert auf einer objektiven Analyse der Melodiestruktur in Schreilauten SGA-Neugeborener. Alle Interpretationen der Studienergebnisse dieser Arbeit wurden auf der Basis des vorliegenden Materials vorgenommen.

Zur Verifizierung der gefundenen Entwicklungsindikatoren sind jedoch weiterführende Studien mit einem längeren Untersuchungszeitraum und einer

Zusammenfassung

größeren Stichprobe wünschenswert, um die potenziellen Einflüsse einer intrauterinen Wachstumsretardierung auf die vorsprachliche Entwicklung noch besser identifizieren zu können.

6 Literaturverzeichnis

Adelstein P, Fedrick J: Antenatal identification of women at increased risk of being delivered of a low birth weight infant at term. British Journal of Obstetrics and Gynaecology. 85 (1978): 8-11

Albertsson-Wikland K, Karlberg J: Postnatal growth of children born small for gestational age. Acta Pediatr Supp. 423 (1997): 193-195

Alkalay AL, Graham JM Jr, Pomerance JJ: Evaluation of neonates born with intrauterine growth retardation: review and practice guidelines. J Perinatol 18 (1998): 142-151

Almeida-Basso AM, Rotta NT: Neurological maturation in the first semester of life in small for gestational age infants. Arq Neuropsiquiatr 65 2-A (2007): 212-217

Amiel-Tison C, Pettigrew AG: Adaptive changes in the developing brain during intrauterine stress. Brain Development 13 (1991): 67-76

Anagnostakis D, Petmezakis J, Papazissis G, Messaritakis J, Matsaniotis N. Hearing loss in low-birth-weight infants. Am J Diseases Child 136 (1982): 602-604

Literaturverzeichnis

Anderson P, Doyle L: Neurobehavioral outcomes of school-age children born extremely low birth weight or very preterm in the 1990s. JAMA 289 (2003): 3264-3272

Baker J, Liu JP, Robertson EJ, Efstratiadis A: Role of insulin-like growth factors in embyonic and postnatal growth. Cell 75 (1993): 73-82

Bardin C, Zelkowitz P, Papageorgiou A: Outcome of small-for-gestational-age and appropriate-for-gestational age infants born before 27 Weeks of Gestation. Pediatrics 100 (1997): 4

Barker DJ, Gluckman PD, Godfrey KM, Harding JE, Owens JA, Robinson JS: Fetal nutrition and cardiovascular diesease in adult life. Lancet 341 (1993): 938-941

Barker DJ, Hales CN, Fall CH, Osmond C, Phipps K, Clark PM: Type 2 (non-insulin-dependent) diabetes mellitus, hypertension and hyperlipidaemia (Syndrome X): relation to reduced fetal growth. Diabetologia 36 (1993): 62-67

Barker DJ: In utero programming of chronic disease. Clin Sci (Lond.) 95, 2 (1998): 115-128

Baschat AA, Gembruch U, Reiss I, Gortner L, Weiner CP, Harman CR: Absent umbilical artery end-diastolic velocity in growth-restricted fetuses: a risk factor for neonatal thrombocytopenia. Obstet Gynecol 96 (2000): 126-162

Baschat AA, Hecher K: Fetal growth restriction due to placental disease. Sem Perinatol 28 (2004): 67-80

Literaturverzeichnis

Bernstein PS, Divon MY: Etiologies of fetal growth restriction. Clin Obstet Gynecol 40 (1997): 723-729

Birr M: Melodiekomplexität – ein geeigneter Frühindikator potentieller Sprachentwicklungsstörungen bei Säuglingen mit orofazialen Spalten? Melodiestrukturanalysen in Lautäußerungen der ersten zwölf Lebenswochen. Dissertation am Zentrum für vorsprachliche Entwicklung und Entwicklungsstörungen der Poliklinik für Kieferorthopädie, Universität Würzburg (2009)

Bjerre I, Hanson E: Psychomotor development and school adjustment of 7-year-old children with low birth weight. Acta Peadiatrica Scandinavica 65 (1976): 88-96

Boehm G, Müller DM, Teichmann B, Krumbiegel P: Influence of intrauterine growth retardation on parameters of liver function in low birth weight infants. European Jounal of Pediatrics 149 (1990): 396-398

Boehm G, Teichmann B, Krumbiegel P: Hepatic biotransformation capacity in low-birth-weight infants as measured with the [15N] methacetin urine test: infuences of gestatinal age, postnatal age, und intrauterine growth retardation. Biology of the Neonate 68 (1995): 19-25

Boguszewski M, Bjarnason R, Jansson C, Rosberg S, Albertsson-Wikland K: Hormonal status of short children born small for gestational age. Acta Paedeatr Suppl. 423 (1997): 189-192

Literaturverzeichnis

Bornstein MH, DiPietro JA, Hahn CS, Painter K, Haynes OM, Costigan KA. Prenatal cardiac function and postanatal cognitive development: An exploratory Study. Infancy 3 (2002): 475-494

Bosma JF, Truby HM, Lind J: Cry motions of the newborn infant. Acta paediat. scand. suppl. 1163 (1965): 61-92

Boter o D, Lifshitz F: Inrauterine growth retardation and long-term effects on growth. Curr Opin Pediatr 11 (1999): 340-347

Braems GA, Han VK, Challis JR: Gestational age-dependent changes in the levels of mRNAs encoding cortisol biosynthetic enzymes and IGF-II in the adrenal gland of fetal sheep during prolonged hypoxemia. J Endocrinol 159 (1998): 257-264

Braems GA, Yao LJ, Inchley K, Brickenden An, Han VK, Grolla A, Challis JR, Possmayer F: Ovine surfactant protein cDNAs : Use in studies on fetal lung growth and maturation after prolonged hypoxemia. Am J Physiol Lung Cell Mol Physiol 278 (2000): 754-764

Bush PG, Mayhew TM, Abramovich DR, Aggett PJ, Burke MD, Page KR: A quantitative study on the effects of maternal smoking on placental morphology and cadmium concentration. Placenta 21 (2000): 247-256

Calame A, Ducret S, Jaunin L, Plancherel B: High risk appropriate for gestational age (AGA) and small for gestational age (SGA) preterm infants. Neurological handicap and developmental abnormalities at five years of age. Helv Paediatr Acta 38 (1983): 39-50

Literaturverzeichnis

Cance-Rouzaud A, Laobrie S, Bieth E et al.: Growth hormone, insulin-like growth factor-I and insulin-like growth factor binding protein-3 are regulated differently in small-for-gestational-age and appropriate-for gestatinal-age neonates. Biol Neonate 73 (1998): 347-355

Cant NB: Structural development of the mammalian auditory pathways. In: Rubel EW, Popper AN, Fay RR, editors. Development of the auditory system. NY: Springer-Verlag (1998): 315-411

Cetin I, Morpurgo PS, Radaelli T, Taricco E, Cortelazzi D, Bellotti M, Pardi G, Beck-Peccoz P: Fetal plasma leptin concentrations: Relationship with different intrauterine growth patterns from 19 weeks to term. Pediatr Res 48 (2000): 646-651

Chatelain P, Nicolino M, Claris O, Salle B, Chaussain JL: Multiple hormone resistance in short children with intrauterine growth retardation? Horm Res 49 (1998): 20-22

Chiarelli F, di Ricco L, Mohn A, De Martino M, Verrotti A: Insulin resistance in short children with intrauterine growth retardation. Acta Paediatr Supp. 88 (1999): 62-65

Cone-Wesson B, Kurtzberg D, Vaughan HG: Electrophysiologic assessment of auditory pathways in high risk infants. Int. J. Ped. Otorhinolaryngol. 14 (1987): 203-214

Corwin MJ, Golub HL, Potter M: Cry analysis in infants of narcotic addicted mothers. Pediatric Research 21 (1987): 190A

Literaturverzeichnis

Corwin MJ, Lester BM, Sepkoski C, McLaughlin S, Kayne H, Golub HL: Effects of in utero cocaine exposure on newborn acoustical cry characteristics. Pediatrics 89 (1992): 1199-1203

Curzi-Dascalova L, Peirano P, Christova E: Respiratory characteristics druing sleep in healthy small-for-gestational age newborns. Pediatrics 97 (1996): 554-559

Daniel SS, Stark RI, Myers MM, Tropper PJ, Kim YI: Blood pressure and HR in fetal lamb: relationship to hypoglycemia, hypoxemia and growth restriction. Am. J. Physiol. 271 (1996): R1415-R1421

DeCasper AJ, Lecanuet JP, Busnel MC, Granier-Deferre C, Maugeats R: Fetal reactions to recurrent maternal speech. Infant Behav Dev 17 (1994): 59-164

Denner MB: Untersuchung spektraler und melodischer Eigenschaften vorsprachlicher Laute von Säuglingen mit einer familiären Disposition für eine spezifische Spracherwerbsstörung. Dissertation am Zentrum für vorsprachliche Entwicklung und Entwicklungsstörungen der Poliklinik für Kieferorthopädie, Universität Würzburg (2008)

De Waal WJ, Hokken-Koelega AC, Stijnen T, de Muinck Keizer-Schrama SM, Drop SL: Endogenous and stimulated GH secretion, urinary GH excretion, and plasma IGF-I and IGF-II levels in prepubertal children with short statue after intrauterine growth retardation. The Dutch Working Group on Growth Hormone. Clin Endocrinol (Oxf) 41 (1994): 621-630

Literaturverzeichnis

Döring GK, Hoßfeld C, Langer HD: Statistische Erhebungen an 984 Kindern mit einem Geburtsgewicht von 2500 Gramm und weniger. Geburtshilfe und Frauenheilkunde 40 (1980): 170-179

Eggers H, Akkermann S, Voigt M: Zum Problem der pränatalen Risiken für Prä- und Dysmaturität. Wissenschaftliche Zeitschrift der Humboldt-Universität zu Berlin (1979): 473-476

Ergaz Z, Avgil M, Ornoy A: Intrauterine growth restriction – etiology and consequences: What do we know about the human situation and experimental animal models? Reproductive Toxicology 20 (2005): 301-322

Fitzhardinge PM, Steven EM: The small-for-date infant. II: Neurological and intellectual sequelae. Pediatrics 50 (1972): 50-57

Floccia C, Nazzi T, Bertoncini J: Unfamiliar voice discrimination for short stimuli in newborns. Dev Scri 3 (2000): 333-343

Gagnon R, Johnston L, Murotsuki J: Fetal placental embolization in the late-gestation ovine fetus: alterations in umbilical blood flow and fetal heart rate patterns. Am. J. Obstet. Gynecol. 175 (1996): 63-72

Gagnon R, Langridge J, Inchley K, Murotsuki J, Possmayer F: Changes in surfactant-associated protein mRNA profile in growth-restricted fetal sheep. Am J Physiol 276 (1999): 459-465

Literaturverzeichnis

Garite TJ, Clark R, Thorp JA: Intrauterine Growth Restriction increases morbidity and mortality among premature neonates. American Journal of Obstetrics and Gynecology 191 (2004): 481-487

Gortner L, Wauer RR, Stock GJ, Reiter HL, Reiss I, Jorch G, Hentschel R, Hieronimi G: Neonatal outcome in small for gestational age infants: Do they really better? Journal of Perinatal Medicine 27,6 (1999): 484-489

Gortner L, von Husen M, Landmann E: Die Entwicklung des im Wachstum retardierten Neugeborenen. Gynäkologe 34 (2001): 1153-1159

Griffiths LJ, Dezateux C, Cole TJ: Differential parental weight and heigth contributions to offspring birthweight and weight gain in infancy. Int. J. Epidemiol. 36, 1 (2007): 108-109

Groß W, Kähler C, Koch K, Nowak H, Michels M, Seewald HJ: Akustisch ausgelöste hirnmagnetische Aktivitäten bei normotrophen und wachstumsretardierten Feten im 3. Trimenon der Schwangerschaft. Z. Geburtshilfe Neonatologie 203 (1999)

Guihard-Costa AM, Droullé P, Thiebaugeorges O, Hascoet JM: A longitudinal study of fetal growth variability. Biology of the Neonate 78 (2000): 8-12

Guesry P: The role of nutrition in brain development. Preventive Medicine 27 (1998): 189-194

Herschkowitz N, Kagan J, Zilles K: Neurobiological bases of behavioral development in the first year. Neuropediatrics 28 (1997): 296-306

Literaturverzeichnis

Hohenauer L: Intrauterines Längen- und Gewichtswachstum, Standardwerte aus Österreich. Pädiatrie und Pädologie 8 (1973): 195-205

Hohenauer L: Intrauterine Wachstumskurven für den Deutschen Sprachraum. Z. Geburtshilfe und Perinatologie 184 (1980): 167-179

Höing S: Charakterisierung akustischer Eigenschaften des spontanen Neugeborenenschreis in den ersten drei Lebenstagen in Abhängigkeit vom Geburtsmodus. Dissertation am Zentrum für vorsprachliche Entwicklung und Entwicklungsstörungen der Poliklinik für Kieferorthopädie, Universität Würzburg (im Druck)

Huang CC, Liu CC: The differences in growth of cerebellar vermis between appropriate-for-gestational-age and small-for-gestational-age newborns. Early Hum. Dev. 33, 1 (1993): 9-19

Hutton JL, Pharoah PO, Cooke RW, Stevenson RC: Differential effects of preterm birth and small gestational age on cognitive and motor development. Arch Dis Child Fetal Neonatal Ed 76 (1997): 75-81

Jaquet D, Vidal H, Hankard R, Czernichow P, Levy-Marchal C: Impaired regulation of glucose transporter 4 gene expression in insulin resistance associated with in utero undernutrition. The Journal of Clinical Endocrinology & Metabolism 86 (2001): 3266-3271

Jansson-Verkasalo E, Ceponiene R, Valkama M, Vainionpää L, Laitakari K, Alku P, Suominen, K, Näätänen R: Deficient speech-sound processing, as shown by the electrophysiologic brain mismatch negativity response, and naming ability in prematurely born children. Neuroscience Letters 348 (2003): 5-8

Jansson-Verkasalo E, Valkama M, Vainionpää L, Pääkkö E, Ilkko E, Lehtihalmes M: Language development in very low birth weight preterm children: A Follwo-Up Study. Folia Phoniatr. Logop. 56 (2004): 108-119

Jansson-Verkasalo E, Korpilahti P, Jäntti V, Valkama M, Vainionpää L, Alku P, Suominen, K, Näätänen R: Neurophyiologic correlates of deficient phonological representations and object naming in prematurely born children. Clinical Neurophysiology 115 (2004): 179-187

Jaquet D, Leger J, Levy-Marchal C, Czernichow P: Low birth weight: Effect on insulin sensivity and lipid metabolism. Hormone Research 59 (2003): 1-6

Jiang ZD, Brosi DM, Wang J, Wilkinson AR: Brainstem auditory evoked responses to different rates of clicks in small-for-gestational age preterm infants at term. Acta Paediatrica 93 (2004): 76-81

Jürgens U, Ploog D: On the evolution of voice. Arch. Psychiatr. Nervenkr. 222, 2-3 (1976): 117-137

Karelitz S, Fisichelli VR: The cry thresholds of normal infants and those with brain damage. An aid in the early diagnosis of severe brain damage. J Pediatr.Nov, 61 (1962):679-85

Kempf A, Wermke K: Untersuchung des Beginns artikulatorischer Vorgänge in den Lautproduktionen von Säuglingen mit orofazialen Spalten. Dissertation am

Literaturverzeichnis

Zentrum für vorsprachliche Entwicklung und Entwicklungsstörungen der Poliklinik für Kieferorthopädie, Universität Würzburg (2010)

Key APF, Ferguson M, Molfese DL, Peach K, Lehman C, Molfese VJ: Smoking during pregnancy affects speech-processing ability in newborn infants. Children's Health 115 (2007): 623-629

Keller C, Keller KR, Shew SB, Plon SE: Growth deficiency and malnutrition in Bloom syndrome. J Pediatr 134 (1999): 472-279

Kisilevsky BS, Pang LH, Hains SMJ: Maturation of human fetal responses to airborne sound in low- and high-risk fetuses. Early Hum Dev 58 (2000): 179-195

Kisilevsky BS, Hains SMJ, Lee K, Xie X, Huang H, Ye HH et al.: Effects of experience on fetal voice recognition. Psych Sci 14 (2003): 220-224

Kisilevsky BS, Davies GAL: Auditory processing deficits in growth restricted fetuses affect later language development. Medical Hypotheses 68 (2007): 620-628

Knight B, Shields BM, Turner M, Powell RJ, Yajnik CS, Hattersley AT: Evidence of genetic regulation of fetal longitudinal growth. Early Hum. Dev. 81, 10 (2005): 823-831

Koivisto M, Wasz-Höckert O, Vuorenski V, Partanen TJ, Lind J (1970): Cry studies in neonatal hyperbilirubinemia. Acta Paediatrica Scandivica Suppl. 206 (1970): 26-27

Koivisto M, Michelsson K, Sirviö P, Wasz-Höckert O: Spectrographic analysis of pain cry of hypoglycemic newborn iInfants. XIV. International Congress of Pediatrics, Buenos Aires, Vol. 1 (1974): 250

Kok JH, den Ouden AL, Verloove-Vanhorick SP, Brand R: Outcome of very preterm small for gestational age infants: the first nine years of life. Br J Obstet Gynaecol 105 (1998): 162-168

Kurtzberg D, Hilpert PL, Kreuzer JA, Vaughan HG: Differential maturation of cortical auditory evoked potentials to speech sounds in normal fullterm and VLBW infants. Dev. Med. Child Neurol. 26 (1984): 466-475

Lang U, Baker RS, Khoury J, Clark KE: Effects of chronic reduction in uterine blood flow on fetal and placental growth in the sheep. Am J Physiol. Regul. Integr. Comp. Physiol. 279 (2000): 53-59

LaGasse L, Neal A, Lester B: Assessment of infant cry: acoustic cry analysis and parental perception (2005)

Leger J, Limoni C, Collin D, Czernichow P: Prediction factors in the determination of final height in subjects born small for gestational age. Pediatr Res 43 (1998): 808-812

Le Roith D: Insulin-like growth factors. N Engl J Med 336 (1997): 633-640

Lester BM: Spectrum analysis of the cry sounds of well-nourished and malnourished infants. Child Development 47 (1976): 237-241

Lester BM, Zeskind PS: A biobehavioral perspective on crying in early infancy. In: Fitzgerald HE, Lester BM, Yogman MW (eds) Theory and research in behavioral pediatrics. Plenum Publishing Corporation, New York (1982)

Lester BM: A biosocial Model of Infant Crying. In: Lipsitt L, Rovee-Collier C, editors. Advances in infant research. Norwood, NY: Ablex (1984): 167-212

Lester BM, Boukydis CFZ: Infant crying. Theoretical and research perspectives. Plenum Press, New York (1985)

Lester BM: Prediction of developmental outcome from acoustic cry analysis in term and preterm infants. Pediatrics 80 (1987): 529-534

Lester BM, Dreher M: Effests of marijuana use druing pregnancy on newborn cry. Child Dev 60 (1989): 694-705

Lester BM, Boukydis CF: No Language but a Cry. In: Papousek H, Jurgens J, Papousek M, editors. Nonverbal vocal communication: Comparative and developmental approaches. NY: Cambridge University Press (1990): 41-69

Lester BM, Corwin MJ, Sepkoski CM, Seifer R, Peucker M, McLaughlin S, Golub HL: Neurobehavioral syndromes in cocaine-exposed newborn infants. Child Development 62 (1991): 694-705

Lester BM, Tronick EZ, LaGasse L, Seifer R, Bauer CR, Shankaran S, Bada HS, Wright LL, Smeriglio VL, Lu J, Finnegan LP, Maza PL: The maternal lifestyle study: Effects of substance exposure during pregnancy on neurodevelopmental outcome in 1-month-old infants. Pediatrics 110 (2002): 1182-1192

Ley D, Wide-Swensson D, Lindroth M, Svenningsen N, Marsal K: Respiratory distress syndrome in infants with impaired intrauterine growth. Acta Pediatrica 86,10 (1997): 1090-1096

Ludlow CL: Central nervous system control of the laryngeal muscles in humans. Respir. Physiol. Neurobiology 147 (2005): 205-222

Maccari S, Darnaudery M, Morley-Fletcher S, Zuena AR, Clinque C, Van Reeth O: Prenatal stress and long-term consequences: Implications of glucocorticoid hormones. Neuroscience and Biobehavioral Reviews 27 (2003): 119-127

Mahajan V, Gupta P, Tandon O, Aggarwal A: Brainstem auditory evoked responses in term small for gestational age newborn infants born to undernourished mothers. European Journal of Peadiatric Neurology 7 (2003): 67-72

Makoi Z, Popper P, Gegeski Kiss P: Analysis of infant cry as an indicatory function. Acta Paediat Acad Sci Hung 11 (1970):281-4

Mampe B, Friederici AD, Christophe A, Wermke K: Newborns' cry melody is shaped by their native language. Current Biology 19, 23 (2009): 1994-1997

Marlow N, Wolke D, Bracewell MA, Samara M: Neurologic and developmental disability at six years of age after extremely preterm birth. New England Journal of Medicine 352 (2005): 9-19

Literaturverzeichnis

Martikainen MA: Effects of intrauterine growth retardation and its subtypes on the development of the preterm infant. Early Human Development 28 (1992): 7-17

Martin JA, Hamilton BE, Ventura SJ, Menacker F, Park MM: Births: Final data for 2000. National Vital Stat Rep. 50,5 (2002): 1-102

McCarton CM, Wallace IF, Divon M, Vaughan HG: Cognitive and neurologic development of the premature, small for gestational age infant through age 6: Comparison by birth weight and gestational age. Pediatrics 98 (1996): 1167-1178

McLarnon AM, Hewitt GP: The evolution of human speech: The role of enhanced breathing control. American Journal of Physical Antropology 109, 3 (1999): 341-363

Mende W, Herzel HP, Wermke K (1990). Bifurcation and chaos in newborn infant cries. Physics Letters A 145(8-9): 418-24

Meyer MB: Hwo does maternal smoking affect birth weight and maternal weight gain? American Journal of Obstetrics and Gynaecology 131 (1978): 888-893

Michelsson K: Cry Analyses of symptomless low birth weight neonates and of asphyxiated newborn infants. Acta Paediatrica Scandinavica Suppl. 216 (1971): 19-21

Michelsson K, Sirviö P, Wasz-Höckert: Sound spectrographic cry analysis of infants with bacterial meningitis. Vev. Med. Child Neur. 19 (1977): 309-315

Michelsson K, Raes J, Thodén CJ, Wasz-Höckert O: Sound spectrographic cry analysis in neonatal diagnostics. An evaluative study. Journal of Phonetics 10 (1982): 79-88

Michelsson K, Järvenpää AL, Rinne A: Sound spectrographic analysis of pain cry in preterm infants. Early Human Development 8 (1983): 141-149

Michelsson K, Kaskinen H, Aulanko R, Rinne A: Sound spectrographic cry analysis in infants with hydrocephalus. Acta Paediatrica Scandinavica 73 (1984): 65-68

Michelsson K, Raes J, Rinne A: Cry score – an aid in infant diagnosis. Folia phoniat. 36 (1984): 219-224

Michelsson K, Michelsson O: Phonation in the newborn, infant cry. Int J Pediatr Otorhinolaryngol 49 Suppl. 1 (1999):297-301

Michelsson K, Eklund K, Leppänen P, Lyytinen H: Cry characteristics of 172 healthy 1-to 7-day-old infants. Folia Phoniatr Logop 54, 4 (2002): 190-200

Minior VK, Divon MY: Fetal growth restriction at term: Myth or reality? Obstet Gynecol 92 (1998): 57-60

Moore DR: Auditory development and the role of experience. Br Med bulletin 63 (2002): 171-181

Literaturverzeichnis

Moore JK: Maturation of human auditory cortex: Implications for speech perception. Ann Otol Rhinol Laryngol 189 (2002): 7-10

Mullis PE, Tonella P: Regulation of fetal growth: consequences and impact of being born small. Best Pract Res Clin Endocrinol Metab 22, 1 (2008): 173-190

Murotsuki J, Bocking AD, Gagnon R: Fetal heart rate patterns in growth-restricted fetal sheep induced by chronic fetal placental embolization. Am. J. Obstet. Gynecol. 176 (1997): 282-290

Neligan GA, Kolvin I, Scott DM, Garside RF: Born too soon or born too small. A follow-up study to seven years of age. Clinics in Developmental Medicine No. 61. London: S. I. M. P. with Heinemann Medical; Philadelphia: Lippincott. (1976)

Newman JD: Vocal communication and the triune brain. Physiol. Behav. 79, 3 (2003): 495-502

Newman JD: Neural circuits underlying crying and cry responding in mammals. Behav. Brain Res. 182, 2 (2007): 155-165

Nugent JK, Lester BM, Greene SM, Wieczorek-Deering D, O'Mahony P: The effects of maternal alcohol consumption and cigarette smoking during pregnancy on acoustic cry analysis. Child Development 67 (1996): 1806-1815

Oller DK: The emergence of the speech capacity. Mahwah, London, Lawrence Erlbaum Associates Publishers (2000)

Literaturverzeichnis

Ong KL, Ahmed ML, Emmett PM, Preece MA, Dunger DB: Longitudinal study of pregnancy and childhood study team. Association between postnatal catch-up growth and obesity in childhood: prospective cohort study. BMJ 320 (2000): 967-971

Parkinson CE, Wallis S, Harvey D: School achievement and behaviour of children who were small-for-dates at birth. Developmental Medicine & Child Neurology 23 (1981): 41-50

Parkinson CE, Scrivner R, Graves L, Bunton J, Harvey D: Behavioural differences of school-age children who were smalll-for-date babies. Developmental Medicine & Child Neurology 28 (1986): 498-505

Paz I, Laor A, Gale R, Harlap S, Stevenson DK, Seidman DS: Term infants with fetal growth restriction are not at increased risk for low intelligence scores at age 17 years. J. Pediatr. 138 (2001): 87-91

Philip AG, Tito AM: Increased nucleated red blood cell counts in small for gestational age infants with very low birth weight. Am. J. Dis. Child. 143 (1989): 164-169

Ploog D: Phonation, emotion, cognition, with reference to the mechanisms involved. Ciba Found. Symp. 69 (1979): 79-89

Rautava L, Lempinen A, Ojala S, Parkkola R, Rikalainen H, Lapinleimu H, Haataja L, Lehtonen L: Acoustic quality of cry in very-low-birth-weight infants at the age of 1 ½ years. Early Human Development 83 (2007): 5-12

Literaturverzeichnis

Rehn AE, Loetiger M, Hardie NA, Rees SM, Dieni S, Shepherd RE: Chronic placental insufficiency has long-term erffects on auditory function in the guinea pig. Hear Res. 166 (2002): 159-165

Reiss I, Misselwitz B, Borkhardt A, Heckmann M, Kugler C, Gortner L: Postnatale Morbidität und Mortalität hypotropher Frühgeborener < 32 Schwangerschaftswochen. Z Geburtsh Neonatol 204 (2000): 20

Resnik R: Intrauterine growth restriction. Ostet Gynecol 99(2002): 490-496

Richter T, Lietz R, Beyreiss K: Gewichts- und Längenentwicklung ehemals hypotroph geborener Kinder in Abhängigkeit vom Schweregrad der intrauterinen Retardierung. Kinderärztliche Praxis 59 (1991)

Rubel EW, Fritzch B: Auditory System Development: Primary auditory neurons and their targets. In: Rubel EW, Fritzch B, editors. Annual reviews in neuroscience vol. 25 (2002): 51-101

Rvachew S, Creighton D, Feldman N, Sauve R: Vocal development of infants with very low birth weight. Clinical Linguistics and Phonetics 19 (2005): 275-294

Sarda P, Dupuy RP, Boulot P, Rieu D: Brainstem conduction time abnormalities in small for gestational age infants. Journal of Perinatal Medicine 20 (1992): 57-63

Schaap AH, Wolf H, Bruinse HW, den Ouden AL, Smolders-de Haas H, van Ertbruggen I, Treffers PE: Influence of obstetric management on outcome of extremely preterm growth retarded infants. Arch Dis Child Fetal Neonata Ed 77 (1997): F95-99

Scharff C, White SA: Genetic Components of vocal learning. Ann. N. Y. Acad. Sci. 1016 (2004): 325-247

Schellscheidt J, Jorch G, Menke J: Effects of heavy maternal smoking on intrauterine growth patterns in sudden infant death victims and surviving infants. European Jounal of Pediatrics 157 (1998): 246-251

Scherjon SA, Oosting H, de Visser BW, deWilde T, Zondervon HA, Kok JH: Fetal Brain Sparing is associated with accelerated shortening of visual evoked potential latencies during early infancy. American Journal of Obstetrics and Gynaecology 175 (1996): 1569-1575

Sirviö P, Michelsson K: Sound-spectrogrphic cry analysis of normal and abnormal newborn infants. Folia Phoniatrica 28 (1976): 161-173

Smelder AC, Faxelius G, Bremme K, Lagerstrom M: Psychological development in children born with very low birth weight after severe intrauterine growth retardation: a 10-Year Follow-up Study. Acta Paediatr 81 (1992): 197-203

Speer CP, Gahr M: Pädiatrie. Springer Medizin Verlag Heidelberg, 2. Auflage (2005)

Steck-Walter S: Quantitative Strukturanalyse vorsprachlicher Vokalisationen von Säuglingen mit orofazialen Spalten im zweiten Lebenshalbjahr bei kieferorthopädischer Frühbehandlung. Dissertation am Zentrum für vorsprachliche Entwicklung und Entwicklungsstörungen der Poliklinik für Kieferorthopädie, Universität Würzburg (2007)

Stevens B, McGrath P, Gibbins S, Beyene J, Breau L, Camfield C, Finley A, Franck L, Howlett A, Johnston C, McKeever P, O'Brien K, Ohlsson A, Yamada J: Determining behavioural and physiological responses to pain in infants at risk for neurological impairment. Pain 127 (2007): 94-102

Sung IK, Vohr B, Oh W: Growth und neurodevelopmental outcome of very low birth weight infants with intrauterine growth retardation: Comparison with control subjects matched by birth weight and gestational age. J Pediatr 123 (1993): 618-624

Teichmann B, Krumbiegel P, Boehm G: Development of hepatic monooxygenase activity in the neonatal peroid – measured with the [^{15}N]methacetin urine test. Proc VIIth Symp Developmental Pharmacology, Reinhardsbrunn 1989. Jena, Universitätsverlag, 1991, 54-58

Tenold, J. L.: Spectral and stationary analyses of full-term and premature infants' cries. J Acoust Soc Am 56 (1974): 975-980

Usandizaga M, Madero R, Conde M: Tabak und Schwangerschaft. Gewicht des Neugeborenen und Gewichtszunahme der Mutter. Zentralblatt für Gynäkologie 109 (1987): 893-897

Usher R, McLean F: Intrauterine growth of live-born Caucasian infants at sea level: standards obtained from measurements in 7 dimensions of infants born betrween 25 and 44 weeks of gestation. J Pedatr 74 (1969): 901-910

Literaturverzeichnis

Viggedal G, Lundälv E, Carlsson G, Kjellmer I: Neuropsychological follow-up into young adulthood of term infants born small for gestational age. MedSciMonit 10 (2004): CR8-16

Voigt M, Schneider KTM, Jährig K: Analyse des Geburtengutes des Jahrgangs 1992 der Bundesrepublik Deutschland. Teil 1: Neue Perzentilwerte für die Körpermaße von Neugeborenen. Geburtshilfe und Frauenheilkunde 56 (1996): 550-558

Voigt M, Schneider KTM, Jährig K: Analyse des Geburtengutes des Jahrgangs 1992 der Bundesrepublik Deutschland. Geburtshilfe und Frauenheilkunde 57 (1997): 246-255

Voigt M, Friese K, Pawlowski P, Schneider R, Wenzlaff P, Wermke K: Analyse des Neugeborenenkollektivs der Jahre 1995-1997 der Bundesrepublik Deutschland. Geburtshilfe und Frauenheilkunde 61 (2001): 700-706

Voigt M, Zwahr C, Schneider KTM, Friese K, Hesse V, Golletz K: Analyse des Geburtengutes des Jahrgangs 1992 der BRD Deutschland, 4. Mittelung. Die Klassifikation von Neugeborenen unter Berücksichtigung von Gestationsdauer und Geburtsgewicht als Voraussetzung für eine kritische Analyse der Kinder bis 2499g. Geburtshilfe und Frauenheilkunde 60 (2000): 90-94

Voigt M, Friese K, Schneider K, Jorch G, Hesse V: Kurzmitteilung zu den Perzentilkurven für die Körpermaße der Neugeborenen. Geburtshilfe und Frauenheilkunde 62 (2002): 274-276

Wälli R, Stettler T, Largo RH, Fanconi A, Prader A: Gewicht, Länge und Kopfumfang neugeborener Kinder und ihre Abhängigkeit von mütterlichen und kindlichen Faktoren. Helv. Paediat. Acta 35 (1980): 397-418

Literaturverzeichnis

Wasz-Höckert O, Lind J, Vuorenkoski V, Partanen T, Valanne E: The infant cry - a spectrographic and auditory analysis. Clinics in Developmental Medicine No. 29, Spastic international medical publications in association with William Heinemann Medical Books Ltd. (1968): 10-13

Wasz-Höckert O, Koivisto M, Vuorenkoski V et al.: Spectrographic analysis of pain cry in hyperbilirubinemia. Biology of the Neonate 17 (1971): 260-271

Wasz-Höckert O, Michelsson K, Lind J: Twenty-Five years of scandinavian cry research. In: Lester BM, Boukydis CFZ (eds): Infant crying. Theoretical and research perspectives. Plenum Press, New York and London (1985)

Wermke K: Begründung und Nachweis der Eignung des Säuglingsschreies als Indikator für zentralnervöse Funktionsstörungen des Neugeborenen -Fallstudien unter Einsatz eines speziellen Computerverfahrens. Humboldt-Universität zu Berlin (1987)

Wermke K, Mende W: Sprache beginnt mit dem ersten Schrei. Spectrum der Wissenschaft 12 (1992):115-118

Wermke K, Mende W, Borschberg H, Ruppert R: Voice characteristics of prespeech vocalizations of twins during the first year of life. In T.W.Powell (Ed.), Pathologies of Speech & Language: Contributions of Clinical Phonetics & Linguistics (1996) : 1-8. New-Orleans,LA: ICPLA.

Wermke K: Untersuchung der Melodieentwicklung im Säuglingsschrei von monozygoten Zwillingen in den ersten 5 Lebensmonaten. Habilitationsschrift (2002). Humboldt-Universität zu Berlin. http://edoc.hu-berlin.de

Literaturverzeichnis

Wermke K: Vom Schreien zur Sprache – Was die Schrei-Melodien von Säuglingen über die vorsprachliche Entwicklung aussagen. Frühförderung interdisziplinär, Ernst Reinhardt Verlag München Basel 23 (2004): 61-68

Wermke K, Friederici AF 2004, Developmental changes of infant cries – the evolution of complex vocalizations. Behavioural and Brain Sciences 27 (2004): 474-475

Wermke K: Von einfachen zu komplexen Melodien: Über die frühesten Entwicklungsschritte auf dem Weg zur Sprache. In: Fuchs, M. (ed.), Singen und Lernen, Kinder- und Jugendstimme (2007): 9-20

Wermke K, Mende W: Musical elements in human infants cries: In the beginning is the melody. Musicae Scientiae, Special issue on Music and Evolution (2009): 151-173

Wermke K und Robb MP: Fundamental frequency of neonatal crying: does body size matter? Journal of Voice 24,4 (2010): 388-394

Wiener G, Rider RV, Oppel WC, Harper PA: Correlates of low-birthweight. Psychological studies at eight years of age. Pediatric Research 2 (1968): 110-118

Willert S: Gibt es einen geschlechtsspezifischen Unterschied in der Schädigung der Neugeborenen durch das Rauchen ihrer Mütter in der Schwangerschaft? Dissertation, Rostock, November 2003

Wolke D: Psychological Development of prematurely born children. Arch Dis Child 78 (1998): 567-570

Literaturverzeichnis

Wollmann HA: Intrauterine growth restriction: definition and etiology. Horm Res 49,2 (1998): 1-6

Woodall SM, Bassett NS, Gluckman PD, Breier BH: Consequences of maternal undernutrition for fetal and postnatal hepatic insulin-like growth factor-I, growth hormone receptor and growth hormone binding protein gene regulation in the rat. Journal of Molecular Endocrinology 20(1998): 313-326

Zeskind PS, Lester BM: Acoustic features and auditory perceptions of the cries of newborns with prenatal and perinatal complications. Child Dev 49, 3 (1978): 580-589

Zeskind PS, Lester BM: Analysis of cry features in newborns with differential fetal growth. Child Development 52 (1981): 207-212

Zeskind PS, Lester BM: Analysis of Infant Crying. In : Singer LT, Zeskind PS, editors. Biobehavioral assessment of the infant. New York: Guilford Publications Inc. (2001): 149-166

Zhang SP, Bandler R, Davis PJ: Brain stem integration of vocalization: Role of the nucleus retroambigualis. Journal of Neurophysiology 74 (1995): 2500-2512

Zimmer EZ, Fifer WP, Kim YI, Rey HR, Chao CR, Myers MM. Response of the premature fetus to stimulation of speech sounds. Early Human Development 33 (1993): 207-215

Literaturverzeichnis

Zubrick SR, Kurinczuk JJ, McDermott BMC, McKelvey RS, Silburn SR, Davies LC: Fetal growth and subsequent mental health problems in children aged 4 to 13 years. Developmental Medicine & Child Neurology 42 (2000): 14-20

Danksagung

Diese interdisziplinäre Arbeit konnte nur realisiert werden durch die Zusammenarbeit aller beteiligten Abteilungen: der geburtshilflichen Abteilung der Frauenklinik der Universität Würzburg, der neonatologischen Abteilung der Kinderklinik der Universität Würzburg sowie dem Zentrum für vorsprachliche Entwicklung und Entwicklungsstörungen der Poliklinik für Kieferorthopädie der Universität Würzburg.

Daher danke ich Herrn Prof. Dr. Christian P. Speer für die Möglichkeit der Patientenrekrutierung und der Durchführung der Lautaufnahmen in der neonatologischen Abteilung. Außerdem danke ich ihm für die Bereitstellung der neonatologischen Daten.

Mein weiterer Dank gilt Herrn Prof. Dr. Johannes Dietl für die freundliche Kooperation, die die Datenerhebung in der geburtshilflichen Abteilung ermöglichte, und für die Überlassung der gynäkologischen Daten der Mütter.

Ganz herzlich danke ich auch Herrn Prof. Dr. Dominique Singer, der diese Arbeit durch seinen Beitrag neonatologischer Aspekte und Zusammenhänge in hohem Maße mitgestaltet hat. Ihm danke ich für die hervorragende fachliche Betreuung, für die konstruktiven Ratschläge bei der Auswahl der Probanden und für die rasche und immer freundliche Hilfe bei allen Fragen bezüglich dieser Promotion. Außerdem danke ich ihm für die nach seiner beruflichen Veränderung gute Weiterbetreuung auch von Hamburg aus.

Danksagung

Mein ganz besonders herzlicher Dank geht an Frau Prof. Dr. Kathleen Wermke für die Überlassung des Promotionsthemas, für ihre hervorragende wissenschaftliche Betreuung, ihre einzigartige fachliche Unterstützung, für ihren persönlichen Einsatz, ihr großes Engagement, ihre Geduld, ihren Humor und ihre außergewöhnliche Hilfsbereitschaft. Bei allen fachlichen und methodischen Fragen war sie stets gesprächsbereit und begleitete mich zu jeder Zeit mit sehr konstruktiven Hinweisen und Anmerkungen, wodurch sie ganz wesentlich zum Gelingen dieser Arbeit beigetragen hat. Neben ihrer fachlichen Kompetenz empfand ich auch ihre enthusiastische und wohlwollende Persönlichkeit als sehr motivierend und angenehm während der gesamten Arbeit an dieser Promotion.

Außerdem danke ich Herrn Peter Wermke ganz besonders für seine überaus kompetente und zugleich humorvolle Unterstützung bei allen EDV- und PC-Angelegenheiten. Herzlichen Dank für die Bereitstellung der von ihm entwickelten Analysesoftware CDAP und für die geduldige und engagierte Hilfe bei der Datenauswertung und –analyse mit dem Programm.

Danken möchte ich auch allen Kindern und ihren Eltern für die Teilnahme an dieser Studie sowie dem Personal der neonatologischen Abteilung der Kinderklinik der Universität Würzburg für ihre freundliche Unterstützung bei meiner Datenerhebung.

Von Herzen danke ich meiner Familie für ihre Unterstützung und Motivation bei der Arbeit an dieser Promotion. Ihre liebevolle Begleitung und ihr Glaube an mich haben sehr dazu beigetragen, dass ich die Arbeit trotz der großen beruflichen Belastung erfolgreich abschließen konnte.

Lebenslauf

Persönliche Angaben	Geburtsdatum	13.12.1979
	Geburtsort	Volkmarsen
	Familienstand	Ledig
	Staatsangehörigkeit	Deutsch
	Konfession	Evangelisch
Schulische Laufbahn	1986 – 1990	Grundschule Volkmarsen-Külte
	1990 – 1999	Christian-Rauch-Gymnasium Bad Arolsen - Abschluss: **Abitur** -
Ausbildung	Okt. 1999 – Sept. 2000	Ausbildung zur Krankenpflegehelferin, Jerusalem-Krankenhaus Hamburg - Abschluss: **Staatsexamen** -
Akademische Laufbahn	Okt. 2000 – Sept. 2002	Studium der Humanmedizin an der Philipps-Universität Marburg
	• August 2002	Ärztliche Vorprüfung (Physikum)
	Sept. 2002 – Mai 2007	Studium der Humanmedizin an der Julius-Maximilians-Universität Würzburg
	• August 2003	Erster Abschnitt der Ärztlichen Prüfung
	• April 2006	Zweiter Abschnitt der Ärztlichen Prüfung
	• Mai 2007	Dritter Abschnitt der Ärztlichen Prüfung
	• Mai 2007	Approbation
Praktisches Jahr	Erstes Tertial • April 2006 – Juni 2006 • Juni 2006 – Aug. 2006	**Kinderheilkunde** Mayo General Hospital, Castlebar, Irland Klinikum Aschaffenburg
	Zweites Tertial • Aug 2006 – Dez. 2006	**Chirurgie** Spital Bülach, Schweiz
	Drittes Tertial • Dez.2006 – März 2007	**Innere Medizin** Missionsärztliche Klinik Würzburg
Berufliche Laufbahn	Seit Oktober 2007	Assistenzärztin in der Klinik für Kinder- und Jungendmedizin des Klinikums Dortmund

Dortmund, den 01.12.2010

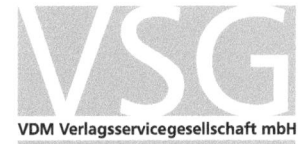

Die VDM Verlagsservicegesellschaft sucht für wissenschaftliche Verlage abgeschlossene und herausragende

Dissertationen, Habilitationen, Diplomarbeiten, Master Theses, Magisterarbeiten usw.

für die kostenlose Publikation als Fachbuch.

Sie verfügen über eine Arbeit, die hohen inhaltlichen und formalen Ansprüchen genügt, und haben Interesse an einer honorarvergüteten Publikation?

Dann senden Sie bitte erste Informationen über sich und Ihre Arbeit per Email an *info@vdm-vsg.de*.

Sie erhalten kurzfristig unser Feedback!

VDM Verlagsservicegesellschaft mbH
Dudweiler Landstr. 99
D - 66123 Saarbrücken
www.vdm-vsg.de

Telefon +49 681 3720 174
Fax   +49 681 3720 1749

Die VDM Verlagsservicegesellschaft mbH vertritt

 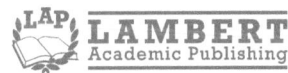 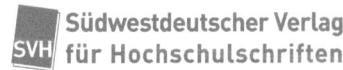

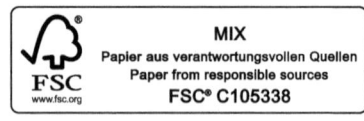

Printed by Books on Demand GmbH, Norderstedt / Germany